小論文を書く上での考え方

はじめに

　大学入試の現実は、年々変化している。それに伴って、入試の一環として実施される小論文試験も確実に変化してきている。第一に見られるのは、課題文の引用が減少し、課題のみの出題が増加しているという事実である。背景には著作権意識の浸透がある。大学入試に採用される文章も、大学が利用するにあたっては著作権法の適用を受ける。その結果、課題文を引用するタイプの出題が減少していると考えられる。次に目につくのは、文字制限の変化である。全体として制限字数が少なくなる傾向が続いている。千字を超えるようなものはきわめて少数となり、八百字の制限も多くはない。現在の小論文は、六百字の制限が主流になっていると言ってよい。以上の二つの変化を見ると、一見小論文が易しくなったように思われるかもしれない。しかし、事実はむしろ逆であって、受験生諸君には、これまで以上に高い能力が求められると考えるべきである。課題文の引用がある場合、その課題文自体が小論文を書く上での手がかりになり得る。課題文の筆者の意見を要約した上で、それに対する自分の意見を述べればよいのである。だが、課題だけが与えられた場合は、一からその課題について論じなければならない。そのため、より高い識見が求められることになる。また、制限字数の減少に対応するには、自分の意見やその根拠、具体例などを、簡潔かつ論理的に述べる必要がある。限られた字数の中で、自分の意見や主張を的確に述べるためには、これまで以上に構成力や要約力が不可欠だと考えるべきである。

　少子化による受験人口の減少に伴って、大学は入試機会を増加させるとともに新しい入試方法を模索している。その代表がAO入試である。本来、アメリカのようにゆっくりと時間をかけて志願者の適性を見るのがAO入試であるが、日本の場合は、面接を繰り返しながら、大学で用意した行事への参加を求めたり、小論文を組み合わせたりする方法がとられている。その場合の小論文は、課題を示して受験生の考えを見る形式のほかに、岩波新書や専門に関わる啓蒙書の類を、要旨をまとめて説明せよといった形式をとることも考えられる。いずれにしても、小論文の重要性が増すことはあっても、減少することはないであろう。

　出題される課題の傾向としては、大きく次の四つが挙げられる。1．大学生となった場合、あるいは大学を卒業して医療人となった場合の自覚や抱負について問うもの。2．医学・歯学についての知識、あるいは医療の持つ問題点についての知識などを問い、それについての自分の意見を論述させるもの。3．医学・歯学に直接関わらない一般的課題についての自分の意見を論述させるもの。4．時事問題についての知識を問い、それについての自分の意見を論述させるもの。実際の入試では、以上の課題の幾つかが組み合わさっている場合や、付してある資料を活用しなければならない場合もある。こうした課題に対応するためには、どのような準備が必要であろうか。まず、語るに足る自分の意見を持つことが、最も重要である。大学生活の抱負にしろ、時事問題に対する意見にしろ、受験当日、小論文の課題を見て初めて考え始めるというのでは、読むに値する文章を書くことはできない。では、自分の意見を持つには、何が必要か。日ごろから、知識・情報を集め、それについて自分の頭で考えておくことである。それは、医学・歯学の分野に限ったものに限らず、もっと社会全体に通じる幅広い視野をもった思考でなければならない。また独りよがりのものではなく、公平性を保っ

た思考でなければならない。特に時事問題への関心を持つことは、きわめて重要である。臓器移植法の改正、ES細胞からiPS細胞へ、また医療過誤による裁判の増加などといった医学・歯学に関わることはもちろん、東日本大震災とそこからの復興、TPP交渉など、社会全体に関わる問題に目を向ける必要がある。特に東日本大震災からの復興は、現代の日本が抱える最も大きな問題の一つであり、そのことに医療人としてどのように向かい合うか、自分なりの論点と主張を確立しておくべきであろう。

　このように見てくると、小論文というものが、単に受験に必要だというだけでのものではなく、社会の中で生きる自己の確立につながるものであることが理解される。この本は、受験対策だけを目的に作られたものではない。もっと全人的なもの、つまり、受験生自身が自己の意見を作りだし、目の前に広がる世界と自己との関係に気づき、人生を意味あるものとして生きていくことを希望して、この本は作られたのである。最後に、我々入試検討委員会の希望を受け入れ、再び改訂のための場を用意して下さった、みすず学苑中央教育研究所のスタッフの方々に、この場を借りてお礼申し上げたい。

小論文指導の現場から

◆大学が要求しているもの

　もしも君達が、知識や技能を身につけるのが学校であると考えているならば、大学は学校という以上の機能を持っていると言ってよいだろう。それは研究と呼ばれるものである。研究とは知識や理解力、そして技能を身につける以上に、その知識や理解力、そして技能を活用して、目の前にある現象について考えることを要求するものなのである。ただ現在では、研究の最前線は、大学院に移っていると考えて良い。しかし、それでは大学において研究というものが無くなったのかというと、そんなことはない。少なくとも研究的態度は依然として必要とされているし、それが非常に重要な要素であることは否定できないのである。そして、研究という機能を満たすためには、十分な知識を持っていることに加えて、ものを考えるという習慣を持った人間を選抜しなければならない。したがって、そのためには知識を持っていることだけを判定するだけでは不十分なのである。例えば数学を例に採ろう。数学で言えば、公式を知っていることは前提である。そして公式によって応用問題を解くことが出来ることも重要である。しかし、それだけでは研究は出来ないのである。なぜなら、公式を知っていて、応用問題を解くことが出来るのは、問題が誰かによって与えられるからである。ところが研究をするためには、問題、それ自体も自分自身で見つけ出さなくてはならない。つまり問題を見つけ出すことが出来るような発想、目の前の現象について考えることが出来るような態度が必要なのである。大学の中にある数多くの学部の中でも医学関係の学部は、他の学部に比較して研究的な色合いを色濃く持つ学部である。なぜなら、卒業後も自らの能力によって、新しい知識や技能の獲得のために論文を読み、そして目の前の患者に現れた症状を見つめて考え行く必要があるからである。しかもAO入試などの導入によって、今まで以上に志願者の人間性や考え方、そして思考能力がためされるとになる。今回の改訂はこのようなところに焦点を当てていることを強調しておこう。

　一方、受験生の選抜方法の一つとして、小論文が定着してから既に長い時間が経過した。どうやら小論文という選抜の形式は、紆余曲折(うよきょくせつ)を経ながらも、一つの形式

として残るだろうと我々は考えている。高校生は大学合格を早く決めたいと思うようになり、大学もまた早く定員を確保したいと考えるようになってきたからである。したがって、AO入試の導入や受験人口の減少によって、数ある入試形式のなかの一つとして、比重が増加する可能性が高い。つまり小論文は小さな山から連山の一つに成ったということができる。他の入試方法との組み合わせということになる可能性が高い。小論文という選抜の形式は、表面的には、限られた時間の中で与えられた課題に対して文章によって回答をするという形式である。しかし選抜という形態をとっている以上、そこには出題者によって意図されたものが存在する。それは回答というよりは解答と言う言葉が当てはまる。その出題者の意図を理解するためにも、ここで、小論文という選抜の形式がどのような考え方から生まれ、そして今後どのようになっていくのかについて考えておくことは意味のないことではないだろう。

◆小論文という選抜方法の過去と未来

　30年程前までは、学力試験による選抜という方法が幅を利かせてきたということは皆さんもご存じだろう。従来、大学の入試は、大学に入学するに相応しい知識や理解力、そして技能を身につけているかどうかを判定するものだった。大学の入試問題の作成者もそう考えて問題を作成していたようである。ところが、受験生の皆さんが考えている大学での勉強と、大学の人間が考えている大学での勉強とでは、性質の上で大きな違いがあったのである。実際、受験生の君達が高校生活の中で経験してきた勉強とは、知識や技能を身につけて、定期考査の際に、自分がそれまでに習った知識や技能を十分に修得しているということを示すものだった。その結果、大学のでも勉強も、高校時代と同じように、知識や技能を身につけて、定期考査の際に、自分がそれまでに習った知識や技能を十分に修得しているということを示すものであると考えたとしても不思議ではないだろう。つまり、高校時代は、知識や技術が教員から一方的に流れてくるのを受けとめて、定期考査を受けるだけで済んでいたのである。

　一方、大学の関係者は同じようには考えていなかった。大学での勉強とは、知識や技能を修得することはもちろんだが、それ以上に目の前の現象を批判的に眺め、そして検討すること、つまり自分自身で問題を発見し、そこにある解答を与えることが重要であると考えていたのである。高校でも大学でも、全く異なった内容のものを、同じように勉強という言葉で呼んでいたのが不幸であったと言えば言えるだろう。それでも高校での勉強と大学での勉強が質的には異なるものであるということが理解されているうちは、それほど問題があるわけではなかった。なぜなら大学に入学してきた学生の多くが、大学での勉強というものがそれまでの勉強とは質的に異なることを理解した上で入学したからである。ところが、この二つの勉強の間には大きな乖離(かいり：お互いに離れていること)があることが、はっきりと理解されなくなると、ちょっと困ったことが起きるようになった。知識や技術を習得しさえすればよいのだと考える学生や、または知識や技術を習得することしか出来ない学生が多くなってしまったのである。その結果、大学関係者は、学力だけの試験では、大学で必要とされる能力を見るには不十分であることに気づいたのである。このような考え方は現在では定説と言ってもよいだろう。高校の最低卒業単位数は74単位まで減少したが、大学の入試問題は依然として従来の内容が出題される。高校の勉強と入試問題の間には大きな溝が存在しているのである。

このような情況を背景として小論文という形の試験が生まれてきたのである。そうは言っても小論文の初期、つまり小論文という形式が採用されてしばらくの間は、出題する側にも受験生の側にもある種のとまどいがあった。受験生にとっては、それまでに無い形式だけにどうして良いのか分からないというのが本当のところだったようである。小論文と作文はどのように違うのかという質問は現在でもあるものだが、その時の受験生は、まさしくそんなところから始めなければならなかった。今でも同じような質問があるというのは面白いことだが、それはヤゴのパラドックスという有名な話に似ている。ヤゴのパラドックスとは、次のような話である。トンボの幼虫であるヤゴは水の中で生活しているために、水の外の世界を知らない。そこで、大人になったらきっと水の外の世界の話をするために戻って来ようとヤゴ同志で相談をするが、いざ大人のトンボになると、戻ることもないというお話である。同じように、自分自身が受験生の時には、小論文と作文の違いは大きな問題だが、入試に受かってしまえば、大した問題ではない。そのために、受験生に向かって小論文とはこのようなものであるという説明をすることもなく、そしてその違いを突き詰めて考える必要も無いのである。ヤゴと同じように、受験生は、毎年小論文と作文はどのように違うのかという質問から始めなければならないのである。

　一方、出題する大学の側はどうだったのだろうか。どのように小論文を評価するかという問題が第一に浮上してきた。小論文の評価というのは、簡単なようでありながら、大変複雑な問題を持っている。それは、評価のための規則を細かく作れば作るほど、例外がますます増えてしまうという問題である。小論文の解答は、テストの解答と違って、全く同じものは二つとないから、その全てに対応できるような評価のための規則を、前もって作っておくことは不可能に近い。結局の所、蓋を開けてみなければ分からないのである。しかし、評価のための大きな方法として、現在でも行われているいくつかの方法が生まれてきた。例えば、採点に参加した担当者がそれぞれ持ち点を持ち、妥当だと考えられる点数を与え、その得点を合計するものである。また同様にして採点に参加した担当者が与えた点数を、その最高点と最低点を除き、残りの得点の平均点を得点とする方法もある。ヒントはスキーのジャンプ競技にあったという冗談があるが、本当の所はわからない。また、A段階からD段階まで、といった形の段階評価も存在している。もちろん、あくまで内容に踏み込んだ統一ルールを考えるべきであるという考えも存在する。小論文の予想される内容をパターンによって分類し、そのパターンごとに評価を考えておくものである。これは実施前に綿密な打ち合わせを必要とする。特に小論文の出題において、出題側が求めるものは何かという内容を共通の認識として持つ必要が有る。この他にもいくつかの方法があるようだが、共通しているのは、漢字の間違いは減点の対象であるということのようである。もちろんそれ以外にも、公平性といったものは、当然配慮されている。複数のチームで採点に当たるような場合には、その結果を統計的に処理し、どれかのチームに有利にならないような配慮がされているとも聞く。実際には沢山の試行錯誤が繰り返されて、そして、それぞれの大学がそれぞれの方法で採点しているのである。

　さて、小論文の試験も、初めの頃を過ぎると、それまでとは異なった問題が見えてくるようになった。それは、出題される課題と受験生の対応という関係の中で起きた問題である。つまり、出題された課題が直ぐに研究され尽くし、大学関係者は金太郎飴を切ったときのように、同じような内容の小論文を読むことになってしまったのである。課題と解答が密接に関係を持つ余り、試験として研究しやすく、しかも定式化しやすいものとなってしまい、こ

のような課題にはこのような解答を書くべしという規範が出来上がってしまったのである。小論文も問題である以上、受験産業の中で研究されるべきものであったのである。そこで解答への課題の拘束性も緩く、しかも解答がある範囲から逸脱しないような課題が出題されるようになる。それと同時に、採点の基準は出題された課題の拘束から、幾分離れたところに求められるようになる。それが、論旨の展開である。この時期が小論文の問題としての大きな転回点だったと言えるだろう。それまでは、大学側は小論文を書けることを要求すると同時に、受験生が志望する専門学科の知識をも要求することがあった。ところが、このころから志望学科と密接な関係を持つ課題は少なくなり始めたのである。そして、志望学科と密接な関係を持つ知識を見るよりも、小論文としての論旨の展開を評価の基準とする傾向が現れてきたのである。そのために、逆に既に使い古された課題であっても、論旨の展開を見るためには、まだまだ出題する価値のある課題があることが分かったのである。大学入試に出る問題は、過去の受験生も出来なかった。だから今でも出題されるのだという笑い話があるが、この話は一面の真実を伝えている。「私の高校生活」とか「今まで一番嬉しかったこと」といった課題は、個人によってその経験が異なるということから言えば、解答を定式化しにくく、そして論旨の展開を見るためには十分な課題であるのである。現在でもこの傾向は続いていると言えるだろう。

　それでは、小論文という形式は、重要な試験の形式としてこれからも変遷を続けていくのだろうか。答えは、肯定的である。すでに面接やAO入試といった新しい選抜の方法が試みられている。現実として、国公立では、旭川医科大学、札幌医科大学、弘前大学、東北大学、秋田大学、山形大学、福島県立医科大学を始めとして、私立では岩手医科大学、獨協医科大学、埼玉医科大学、北里大学などがAO入試を取り入れ始めている。その方法は、センター試験との組み合わせであったり、またはセンター試験を必要としない場合もあるが、AO入試が一つの流れになることは否定できないだろう。そのような変化の中で、今までの小論文は姿を変えて、様々な機会を捉えて、自分自身の考えを文章という形でまとめる能力を問うことになる。新しい形式の試験の中では、与えられた論文の要旨のまとめや、自分自身のアピール、そして自分自身の考えをまとめる従来のような小論文の形式など多彩なあり方が検討されている。入試という選抜の方法が多様化することは非常に良いことである。人間という複雑なものを単純なスケールで測るよりは、たくさんのスケールによって人間の複雑さを理解しようとする方が、我々人間という生物の現状に合っているように思われるからである。さてそれでは、小論文以外に見える選抜の動きを見ておこう。

◆AO入試：知識と人間を見る入試
　ここ数年で新しい傾向が生まれつつある。それが、AO入試であり、そして面接である。その理由は入学志願者の減少と、入学志願者の減少に伴う世間からの要求である。入学志願者の減少は、大学に大きな動揺を巻き起こしている。入学志願者の減少は確実に入試倍率の低下を招き、結果的には従来では受かるはずのなかった受験生が大学の門をくぐることになり、結果的には大学生の学力の低下となって表面化した。この際、入れなければいいではないかという議論は意味をなさない。私学は企業体であり、また、国公立の大学も独立行政法人となり、限られた予算の中で運営されるものだからである。つまり、一定以上の定員を取らない限り採算がとれないのである。また、この状況に世間の声も拍車を掛けている。定員が空いていれば合格させるのが筋であるという考え方である。特に国公立は世間の声に弱い。

さて、大学は新たな入試方法を考えなければならなくなったが、入学志願者の減少を逆手にとって、受験生をもっとよく見てみよう、そして本来の学問に適性があるものを入学させようとする試みが現れてきた。それがAO入試である。すでにAO入試は一般的な入試方法のとしての地位を獲得したが、そのほとんどは単に数回の面接を行って入学を許可するという、受験生の青田刈りに過ぎないものである。しかし、本来は長い時間を掛けて受験生の適性を判断しようとするところにAO入試の狙いがある。医学部や歯学部がAO入試を導入するとき、今後は高大連携などを利用して、大学の授業に参加させるような形式で、この本来のやり方を導入するところが増えると予想される。

　小論文という選抜の形式がどのようにして生まれてきたのかは既に述べてきた。これからここで述べることも、小論文が生まれてきた経緯と基本的には同じような発想を持っている。つまり知識だけではなく、本人を見ようとする発想である。面接が昔からある選抜の形式で、そして今も人気のある選抜の形式であることには理由がある。それは本人の態度や雰囲気といったものを直接目にすることが出きるということである。寡黙のように見える人が、いざ話し始めると口から先に生まれてきたようなおしゃべりだったということはよくある話だろう。つまり、人は見かけで判断できないという指摘はいつの時代でも真実なのである。特にその本人の情熱とか性格といったものは、小論文のような限られた字数で表現される場合には皆同じ情熱と性格を備えていることになってしまうと言っても良いだろう。つまり、面接によって本人に会うということは、文字では表現されない、大きな情報をもたらすことになるのである。面接の質問者にとって、志望の動機や長所や短所といったお話は、訓練されて来ることが分かっているから、あまり大きな情報をもたらさない。そこで面接の質問者は、前もって訓練できないような質問をする。面接される方にとっては些細な質問であるような、たとえば「今朝、ここに来るまでにどんなことが印象に残っているか」とか「どんなテレビ番組が好きか」といった質問である。面接の質問者はそこから畳み込むように次々と質問を続けるだろう。その質疑応答の中に、本人の性格や注意深さ、そして、裏に隠れていた考え方が出てくるのである。面接で高い評価を受けた人は、不思議なほどにこの手の妙な質問を、後になっても覚えているものである。ここ数年、面接の方法も多様な展開を見せている。一人での面接から集団面接へ、そして集団による討議を行うような面接へと多様な展開をしているのが今の面接なのである。一人の面接から集団面接へと移行する過程では、評価の問題が関わっていたようである。つまり人間を一人で見るよりも、5人か6人の集団の中で会話をした方が、他者との比較という点で評価しやすいという傾向があるからである。また問題解決能力という面から、複数の受験生による討議を面接者が観察するというやり方も生まれて来た。そして、これからは、大学の主催するセミナーや授業に参加させるということも行われるようなるだろう。そこでは従来の小論文だけではなく、実験や授業のレポート、自己アピールや発表のための原稿作成など、自分自身の考えを文章の形でまとめることが求められ、最終的にはプレゼンテーション能力が問われるはずである。

　一方このような動きの中で、小論文を指導する現場の人間が気づいたのは、書くという行為やプレゼンテーションはそれほど簡単なものではないということであった。その結果、片手間の指導から本格的な指導の対象となり、それぞれの高校でも小論文の講座をおいているところが少なくないようである。いくつかの教科書会社は、既に小論文指導のためのテキストを作成しているし、志望動機の書き方のためのテキストを作成しているところもある。しかし小論文指導の方法論が確立しているかというと、答えは決して肯定的なものではない。

なぜなら、本書ですでに述べたように、小論文を書くという行為の根本には、自分自身の意見を作り出すということに気づき、目の前に広がる世の中と自分の関係に気づき、そして自分の人生を意味あるものとして生きていくことが必要だからである。ただの点取り虫の優等生に小論文を苦手とする学生が多いのは、まさにこの理由によるのである。次に小論文の指導について考えてみよう。

◆小論文の指導の方法

　小論文の指導は決して易しいものではない。小論文の指導を簡単にするためには、小論文を書くための理論を作ることである。理論を作ることは簡単である。しかし、その理論によって、まるで数学の応用問題を解くように小論文を書くことは出来ないのである。それでは、なぜ小論文の理論を考えて指導することが難しいのだろうか。理論とは、誰がやっても理論通りの結果を予想することが出来る。理論とは人間の個人的な行動の差異とは関係のないところで成立しているものであるということができるだろう。ところが小論文はそうではない。小論文を書くという行為は、それを書く人間の経験や発想が現れる極めて人間的な行為なのである。人間の行う行為はどんなものであっても個人的な差異がつきまとうものである。人間の行動の個人差を乗り越えてしまうはずの理論だが、小論文のように、再び個人の行動に委ねられてしまうような場合には、逆に理論が個人の行動を混乱させてしまうのである。小論文を書くという、人間の具体的な行動を抽象化して作り上げたはずの理論だが、一旦抽象化されて理論となってしまうと、小論文を書くという具体的な行動からは大きく離れたものとなってしまうのである。ところがどんなものでもそうだが、抽象化されたものは、具体的な形で展開される場合には、いろいろな形で表現されてしまうものである。身近な例では法律がそうであると言えるだろう。刑法と呼ばれるものを考えてみよう。人間の犯罪を抽象化したものから、類型的な犯罪を取り出して処罰の対象としているものが刑法である。しかし、抽象化された類型がある一方で、実際の犯罪は様々な形で現れてくるものである。その結果、どの条項に該当するかという、理論と具体的な形との関連の問題を考えなければならないのである。もちろん、実際には判例という形でその理論と具体的な行動との間と埋めている。しかし、小論文の課題を目の前にして、この課題は理論で言えばどこに該当するのだろうかという問題を考えるとしたら、そして理論と具体的な行動との間が埋められていないとしたら、それが小論文を書くという目的からは大きく逸脱した道に入りつつあるのだということは容易に理解できるだろう。ましてや小論文の評価過程が公表されていない以上、判例にあたるものはない。

　受験生の君達は、小論文の問題集について疑問を感じたことがあるはずである。しかも課題と模範解答例、そして解説を読むことで、自分の持っているわだかまりが解けた人は少ないことだろう。現在の多くの小論文の解説書は、問題集という言い方では作られていない。小論文の課題と模範解答例を載せて、そしてこの模範解答例がどのような考えの結果生まれてきたものかが解説されるのである。ところが小論文を書くのは自分自身であり、しかもどこかで見た解説そのままに考えて、解答をそのまま書き写すことは不可能であることはすぐに理解できるだろう。

　数学や国語、そして社会といった科目では、問題集という形式が成立する。解答した後で正しい答えを見て、そして間違いや知識の不足を発見し、間違った知識を修正し、足りない知識を追加して補うという経過をたどるものである。つまり、数学や国語、そして社会といった科目にあるような一般的な学力試験では、勉強の方法論という理論と、問題を解いて解

答するという具体的な行動の間を、問題集によって繋ぎ、連続したものとすることが出来るのである。ところが小論文はそうではない。小論文は、理論を造っても、その理論と小論文を書くという具体的な行為の間と上手に連続させることが出来ないのである。それでは、小論文の指導はどのように行われているのだろうか。

　小論文の指導は、まず書いてみなさいというところから始まる。皆さんが、小論文について、担当の先生のところに相談に行くと、必ずといって良いほど、まず書いてみなさいと言われて、何かの課題を渡されることだろう。そして、君達は小論文を書き上げることになる。小論文を書き上げて、担当の先生のところに持っていくと、いろいろな注意が与えられるだろう。漢字が間違っているかも知れない。「です」・「ます」の文体が混用されているかも知れない。担当の先生は書き上げた小論文にコメントを書いてくれるかも知れない。そして次の課題を渡すと、もう一度書いてくるようにと言うことだろう。これが、小論文の一般的な指導の経過であるということができると思う。

　ところで、このような小論文の指導の経過は、痒いところに手が届かないようだと感じられるのではないだろうか。別な言い方をすると、小論文の指導を受けていても、なんとなくおざなりの扱いをされたような記憶しか残らないのではないだろうか。なぜなら、小論文の指導をしている側には、小論文の中心を形作っている君達の発想や、君達の経験については、指導することが出来ないのである。その発想は間違っているとか、こういった考え方でなくてはいけないという指導をするとしたら、ある課題に対する解答を予想していることになる。それでは解答を習うことと大きな差があるわけではない上に、まったく初めての小論文の課題には対応することが出来ない。もしも小論文の指導とは、発想の仕方を習うことだと考えているとしたら、小論文は、ただ文章を書くための技術となってしまうだろう。教える方は、思い切った教え方もできず、しかもそれなりの小論文を書けるようにしなくてはならないという微妙な立場に置かれることになる。そのために、小論文の指導は、痒いところに手が届かないような、何とも曖昧な指導となってしまうのである。しかし、沢山の小論文が問題として毎年出されれば、当然対応も進歩する。その対応の中で、小論文の指導の担当者たちが気づいたのは、小論文を書くために必要なものは、表面的な技術ではないということである。発想や考え方、言葉を換えれば、それまでの体験や世界観といった"ものの見方"が重要であるということに気づいたのである。今までの指導方法の欠点を補うために、カウンセリングのように、対話式で指導をしている人達がいる。まず小論文を書いてきた生徒を前にして、小論文を一読するが、すぐに批評を始めるようなことはしない。次にどのようなことを考えたのかを生徒に聞く。その話を聞いて、もう少し別なことにも気づいた方がいいなと思えば、そのことに関係した質問をする。先生は、ここはどう思うのか、といった質問をして生徒の話を聞くことを中心とする方法である。その対話の中で自分自身の考えを広げ、そしてどのように筋道を着ければよいかを気づかせようとするものである。そして最後に生徒の小論文を自分自身で読ませると、今度は自分の頭の中が整理されているから、自分自身で自分の小論文の不備に気づくことが出来る。これは悪くない方法である。しかしたくさんの生徒を一度に相手に出来ないことや、その能力を持った担当者が多くはいないということがある。

　さて、小論文という選抜の発想がどのように現れてきたのかということを見て、そしてどのような指導が行われているかということを見てきた。ある意味では、小論文という形式は、その成立の発想から、問題集という形式や一斉指導という形式を拒否しているのである。私達は、個人の経験とか個人の発想に目を向けて、小論文とか、問題集という発想以前のとこ

ろから始めなければならないのである。

小論文を書くために

◆言葉が私達を創る

　私達が毎日何気なく使用している言葉は、実は、私達の行動や思考、そして身体にも、とても重要な意味を持っている。もしもここで、言葉は伝達の道具だからという発想が浮かんだとしたら、言葉は単に伝達の道具などではないのだということを強調しておきたいと思う。あるいは言葉は私たちの生活の全てであるといってもいいかもしれない。言葉は私たちの生活全てでありながら、同時に生活の一部分であるという言い方をしなければならない。

　ここで言葉というものが存在しない場合を考えてみてほしい。もちろんここで言う、「言葉が存在しない場合」というのは、言葉がなければ電話もできないとか、愛の言葉も語れないといったレヴェルの問題ではない。全く言葉という考え方すらないような状態を考えて欲しいのである。そんな状態で窓の外を見るとするとどうだろう。窓の外に見えるものは、のっぺりとしている、ただそれだけのものでしかないことだろう。言葉が無い以上、あれはビルだとか、あれは空を背景にした木の梢だとかいった区別が存在しない。すると目の前にある景色はなんら区別のないものでしかないのである。恐らく、区別できるとすれば、動きのあるものと動きの無いものという区別がある程度だろう。もちろん昆虫にはこの程度の区別で十分だろう。もっとも、昆虫も明るいことと暗いことも区別できるようである。ところが人間は言葉の存在によって、もっと複雑な区別をすることが出来る。まるで同じように見えていた岩山から、ビルや木、そして空といったものを言葉によって切り出すのだと考えても良いだろう。しかし、私たちはここで二つのことに注意を向ける必要がある。一つは、言葉によって目の前のものを区別するということは、目の前の世界を言葉によって理解しているのだということである。それまで、自分とは何の関係もなく存在していた世界を、言葉によって名前を付け、そして心の中に取り込むことが可能になるのである。それまで何だか分からなかったモノに言葉を使って名前を付けることで、そのモノを他のモノから区別して心の中におくことが出来るようになるのだと言えるだろう。この区別、つまり言語は、世界中の社会の中で慣習としてそれぞれの社会の中で決まっているものなのである。皆さんが辞書を思い浮かべることが出来ればすぐにこの事実を理解できるだろう。手近の英和辞典を開いてみてほしい。一つの英単語に沢山の日本語が並んでいる。つまり、英語を使用する社会と、日本語を使用する社会では、言葉による区別の仕方が慣習として違っているために、一つの英単語を一つの日本語の単語で置き換えることが出来ないのだということを示しているのである。ちなみにこの事実を理解できない学習者は、いつまでも英語とは訳語を覚えることであるという誤った学習観から抜け出すことが出来ないのである。ただ日本という社会の中では、その区別はほぼ固定化されて、日本語という呼び方で呼ばれているということができるだろう。もっとも、このほぼ固定化している慣習を利用すると、様々な文学的な表現を可能にする。例えば、時には犬にネコという名前をつけて喜んでいる人が居るが、それは、固定化してしまった言葉による区別を逆手にとって、言葉による物事の区別を微妙にずらすことに楽しみを見つけ出しているのである。人間は言葉によって、物事を区別する便利さを知ったが、同時にその区別を、息苦しいものとして感じることがあるのも事実であるようである。

言葉の利用によって可能になったことをもう一つ挙げよう。それは目に見えないものを切り出すような、そんな切り出し方があるということである。今まで話をしてきたのは、ビルや空、木の梢といった、目に見えるものが対象だった。ところが、人間は目に見えないものを言葉によって表現することが出来るである。目に見えるものに言葉によって名前を付けて他のものから区別するのは、どちらかというとやりやすい仕事に入る。しかし目に見えないものを、目の前の岩山から切り出して名前を付けようとすると、大きな困難に出会う。なぜなら、名前を付けようとするもの自身が、目で見ることが出来ないからである。目の前のものを数えてくれと言われて、数えるのは出来るが、何もないところで数えてくれと言われてた場合にはどうしたらよいのだろうか。このような意味では、やはりゼロの発見は偉大なことであったのだと考えなければならないだろう。そして人間は、ゼロ以外にも同じように目に見えないものを言葉によって切り出している。「自由」とか「平和」といった抽象的な言葉がそうである。「自由」とか「平和」というものは、それが存在していることは分かるが、直接に目で見たり、手で触れたりすることが出来ないものである。ところがこの抽象的なものごとを言葉で捉えるという行為こそが、人間の思考の大きな範囲を占めているのである。逆に言えば、人間の思考を理解するためには、この抽象的な言葉によって表現するということを理解しなければならない。

◆象徴という技法

　先ず、第一に私たちが思いつくのは、言葉によって書かれている文章を言葉の通りに理解するという読み方である。しかし、私たちはここで一つの山を越えなければならない。私たちが言葉を使用する上で、何が起きているかということを明確に意識する必要があるからである。君達は、学校でいろいろな文章を読む機会があると思う。ところが、「言葉によって書かれている文章を言葉の通りに理解するという読み方」が、ときには文章を理解する上で、行く手を遮る山のように障害となるのである。多くの場合、私たちは書かれている文章を相手にしなければならない。ところがその文章を相手にする際に、私達はどうしても言葉の表面的な意味にばかり気を取られてしまうようである。特に毎日接する文章が、新聞や教科書といった文章である場合には、そこに書かれている言葉を言葉通りに受け取ることが要求されるからである。新聞や教科書を書いている人達は、ある事実や、ある事実についての説明を行おうとして書いている。したがって、言葉がそこで必要とされる意味ではない意味で理解されないように注意しているのである。新聞や教科書といった文章の中では、言葉はまるで一つの意味しか持っていないように見えるかも知れない。ここでは、言葉の持っている伝達のための機能を重視しているからである。言葉による伝達が、人によって違うように理解されるのだとすれば、その結果は数々の行き違いと不幸な結果を生み出すだけになるだろう。しかし、私達は、言葉がたった一つの意味しか持っていないということは、以外に少ないということを知っているはずである。ときには一つの言葉に沢山の意味を見つけることがあるかもしれない。つまり、言葉を使って、一つの意味しか取れないように伝達するという方法の他に、言葉によって文字通りの言葉だけでは表現することが出来ない意味を伝えることが出来るのである。

　特に現代の文学や現代の評論を理解するためには、そこに書かれている言葉を言葉通りに受け取るだけでは十分ではない。そこにある象徴という技法を理解する必要がある。象徴とは簡単に言ってしまえば、目に見えないものを具体的なものによって表現する方法であると

言える。昔から言われている「鳩は平和の象徴である」という表現は、まさにこの象徴という技法を利用している。「平和」という目に見えない抽象的なものを、「ハト」という目に見える具体的なものによって表現しているのである。他にも同じような例を考えることが出来るだろう。この象徴という関係が利用されて表現の後ろには、莫大な数の、固定化されていない象徴表現が存在している。なぜなら、この象徴という関係の理解は、個人によって異なる部分が多いからなのである。

　この象徴という技法は、「ハト」や「平和」という単語同士の間だけで成立するものではない。目に見えない抽象的な内容を、一つの単語で表現する以上に、文や文章という長い言葉で表現することが出来るのである。むしろ実際には、目に見えない抽象的な内容を文や文章という長い言葉によって表現する場合の方が多いのだと言える。例えば短歌や俳句といった短詩芸術と呼ばれるものは、目に見えない抽象的な内容を十七文字、または三十一文字によって象徴的に表現しようとする芸術であるという定義をすることも可能だろう。そして同時に目に見えない抽象的な内容を小説という長い文章によって象徴的に表現するということも可能なのである。例えば、君達の多くが夏目漱石の「こころ」を読んだことだろう。夏目漱石の「こころ」自体は、言葉によって書かれた長い文章である。しかし、彼が表現しようとしたものはそこに使われた文字通りの意味だったのだろうか。「友人の裏切り」とか「罪の意識」とか「贖罪」といった、目に見えない抽象的な何かであったはずである。つまり文字通りの言葉の向こうにある、抽象的な何かに気づくことが、現代の文章や芸術を理解するためにとても重要な鍵なのである。

次に、私たちの目の前の小論文という課題について、世界観という言葉をキィワードとして、考えてみよう。

◆世界観とは

　小論文を書くと言うことは、ある意味では君達の世界観が問われるということである。世界観とは、目の前に広がっている数多くの現象から構成されている世界をどのように捉えているかということである。

　例えば、20世紀という時代を考えてみよう。第一次世界大戦があった。そして第二次世界大戦があった。数多くの植民地の独立もあった。日本に原爆が落ちたという事実もある。日本は20世紀の後半に急速に経済成長を遂げた。そのために数多くのゆがみを抱えているのも事実である。今ここに並べられたものは、世界の中で起きた現象である。これだけを知っていても世界観とは言えない。むしろこれだけの事実を知っているだけなら、知識があるという表現に含まれてしまうだろう。なぜなら、世界観とは、自分自身の行動に影響を与えるような、目の前の世の中の現象を捉える、「捉え方」であるからである。知識が知識のままである限り、その知識は本棚に詰まった数多くの本とさほど変わらないものなのである。単に知識を必要とするので有れば、図書館に行って歴史の年表を見たり、統計の年鑑を参照するだけで足りてしまうのである。それでは、知識が、単に知識であることから世界観という形になるためには、何が必要なのだろうか。そこに必要なものは、人間というものの存在なのである。人間だけが、ばらばらのモザイクのような知識を統合して、まるでつなぎ目のない一枚のタイルのように作り上げることが出来るのである。

　「激動の20世紀」という表現がある。この言葉を産み出すためには、人間の頭の中に、第一世界大戦や第二次世界大戦、そして植民地の独立や急激な経済成長といった知識があった

はずである。その知識は、具体的な統計的な数字であるかもしれない。たくさんの何の繋がりもない知識を人間の頭がつなぎ合わせて、「激動の20世紀」という一枚のタイルを作り上げているのである。そして、これは一つの世界観である。ところが一方には、「戦争で苦労した」とか「自分は優等生である」という表現がある。これも一つの世界観である。「なんだ、世界観って奴はいっぱい有るんじゃないか、何だっていいんだ。」と考えるかもしれない。そして世界観とはなんだ、という疑問を持つことだろう。しかし、これらの表現をよく比較してみてほしい。「激動の20世紀」とか「戦争で苦労した」とか「自分は優等生である」という表現レヴェルの違いに気づいて欲しいのである。受験の際に志望校を決定しなければならない。その決定の際に、「激動の20世紀」という表現を思い浮かべても何の役にも立たないだろう。むしろ「自分は優等生である」とか「勉強は自分には向いていないんだ」といった表現を思い浮かべるはずである。ところが21世紀がどんな時代になるかを考えるときには、「自分は優等生である」とか「勉強は自分には向いていないんだ」といった表現を思い浮かべることはないだろう。「激動の20世紀」という表現を思い浮かべるのが、はるかに容易であるはずである。つまり、世界観とは、その世界観を必要とする問題が起きたときに、その問題に対応するようなレヴェルで抽象化されたものが現れるのである。知識に君達の判断が加わって、そして一つの抽象的なものが作り上げられたときに、それは君達の生き方を左右する世界観となるのである。

文章を書くという表現の実際

◆課題文の内容をまとめなさいという出題

ここ数年の出題傾向は、単に小論文だけにはとどまらない。小論文と入っても600字程度が主流であり、中には400字のものを現れている。一方、課題文を読ませて内容をまとめされるような出題も見られるが、こちらも400字前後が主流である。実際、課題文の内容をまとめる場合と課題文のある小論文の場合は、必要とされる思考の流れが非常によく似ているのである。それでは課題文の要旨をまとめることと小論文を書くことはどのような違いがあるのだろうか。諸君は、課題文をまとめる際には、課題文の内容から離れることが出来ない。課題文の内容をまとめる課題では、問題の文章の主旨を読みとる能力が要求される。一方、課題文のある小論文の場合には、課題文から着かず離れずのところに自分の視点というものを盛り込む必要があり、そこで要求されるのがテーマの設定力なのである。次に課題文の内容をまとめなさいという出題と課題文が示される小論文の違いを、思考の流れという具体的な視点から見ておこう。

・A課題文の内容をまとめる場合
　①課題文が示される。②課題文を読む。③課題文の内容を把握する。④課題文の内容をより抽象的な形で把握し、制限の字数内で、自分の意見を入れずにまとめる。

・B課題文のある小論文の場合
①課題文が示される。②課題文を読む。③課題文の内容を把握する。④課題文の内容をより抽象的な形で把握し、自分自身の世界観と関連付け、自分の意見を形成する。⑤自分の意見を、制限の字数内でまとめる。

以上は二つの問題を処理する上での流れの違いを示したものである。自分自身の世界観と関連付け、自分の意見を形成するかどうかが大きな違いであることに気づくはずである。課題文の内容をまとめる場合について、もう少し中身を見てみることにしよう。

　課題文を読んで内容をまとめる場合、字数としてはそれほど字数を要求されない。逆に示された字数の中にどのようにして納めるかに苦慮することとなる。字数を縮める方法は二つしかない。そのどちらにも必要なのは、課題文を読んで、それが何を言っているのかを抽象化してつかむことである。抽象化については小論文の説明でも触れるが、諸君の頭の日々の活動と大きな差はない。たとえば、学校で友人とテレビの話をすることがあると思う。しかし誰もが、テレビの番組のすべてを覚えているわけではない。俳優の細かいせりふや背景や演技と言ったもの総てを言葉に置き換えて記憶しているわけではない。知らず知らずに抽象化をして、「昨日の番組は〇〇な内容だったね。」という話し方をしているものである。これこそ長い文章を抽象化するのと同じ事をしているのである。この抽象化ができれば、あとはその内容に沿って字数を縮めるだけである。だが、すでに述べたように字数の縮め方は二通りしかない。一つは元の文章の一部を利用する方法である。つまり要旨の要となるような文章を寄せ集めて字数にそろえる方法である。この方法は論理的に書かれた文章ほど楽にできる。科学論文などはこの方法が非常に利用しやすい。ところが、一方でエッセイや人間の心理を話題とした文章などはこの方法では難しいものが多いのである。また、新聞のコラムのように起承転結(これは、漢詩の構成に由来するもので、随筆に使われる文章の構成方法であり、小論文に使うべきではない。)という文章の構成方法を意図的に採っている文章もこの方法を利用しにくい。つまり論理的に順序立ててかかれた文章には利用しやすいが、文章の順序よりも相手にぼんやりとしたイメージを伝えようとするような文章には利用しにくいのである。それではどのようにしたらよいのだろうか。それが二つの目の方法である。つまり、自分の言葉で、読者に向けて送られているメッセージをまとめる方法である。結果的には元の文章を自分の言葉でわかりやすくしかも短くまとめる方法なのである。これは第一の方法よりも高度であることはすぐに理解できるだろう。なぜなら、第一の方法よりも文章の要旨を把握する能力を強く求められるからである。逆に言えば、受験生の文章の要旨を把握する能力を見ようと思えば、エッセイや人間の心理を話題とした文章、そして新聞のコラムのように起承転結という構成を持った文章を課題として出題すればよいことになる。もちろんこの二つの方法のどちらかを必ず利用しなければならないということではない。この方法は対局に位置する二つの方法なのであり、諸君の作業は比重のかけ方の問題である。二つの方法を例を挙げて見てみよう。

第一の方法の例(要旨の要となるような文章を寄せ集めて字数にそろえる方法)

課 題 文 例

―――臓器移植とiPS細胞―――

　免疫、それは臓器移植にとって乗り越えなければならない大きな壁である。ところが、免疫が私たちの身体を外界のウイルスや病原菌から守っていることも事実なのである。私たちの身体に入ってくるウイルスや病原菌は、別の言い方をすると、それは私たちではない何かなのである。自分と自分以外という対立を考えてもいい。私たちの身体の中の免疫系は、自分と自分以外とを区別し、自分以外のものを攻撃しそして排除するのが仕事なのである。ウ

分と自分以外とを区別し、自分以外のものを攻撃しそして排除するのが仕事なのである。ウイルスや病原菌のような自分以外のものに侵入された身体の免疫細胞は、この自分以外のものを記憶している。そして再び同じウイルスや病原菌が身体に侵入してきたときには、このウイルスや病原菌に対して抵抗力を持つようになっている。これが免疫と呼ばれるものである。

　このような免疫の働きを利用して、ジェンナーは人工的に免疫を作ることに成功した。その結果、1980年には天然痘が撲滅された。この事実は人類が初めて撲滅に成功した例として永遠に記憶されるだろう。ところが臓器移植の場合には、この免疫が大きな壁となる。つまり他人の臓器を自分以外のものとして排除しようとするのである。そのために、移植を受けた患者は免疫抑制剤の使用が欠かせない。免疫抑制剤を飲み続けなければならないのである。

　ところが、2006年8月、iPS(人工多能性幹)細胞を作る技術が、京都大学の山中伸弥教授らによって発表されたのである。iPS(人工多能性幹)細胞とは、ES細胞のようにさまざまな細胞に分化する機能を持った細胞である。しかも、山中伸弥教授らは、成人の皮膚細胞などの体細胞に複数の遺伝子を組込むことで、iPS細胞を作る技術を発表したのだから、世界中に衝撃を与えることになった。なぜなら、ES細胞の持っていた倫理的問題を解決したと考えられたからである。その成果は、疑いから追試による確認を経て、現在ではiPS細胞の研究は、世界中で激しい競争を巻き起こしている。現在のiPS細胞は、まだ実験段階であり、実際に3次元の臓器を作るところまでには至っていない。しかし、この研究成果は臓器移植に大きな影響を与える可能性を持っている。自分自身の皮膚細胞から自分に移植するための臓器をつくることができれば、臓器移植における免疫の問題を克服できるからである。自分自身の細胞から作り出された臓器であれば、免疫細胞は攻撃しない、つまり拒絶反応を乗り越えることが可能になるからである。私たちは自分の細胞を使ってオーダーメイドの臓器を再生し、移植することで免疫による拒絶反応を乗り越えることができるようになる可能性を手に入れたのである。

課題.上の文の要旨を400字以内で要約しなさい。

　上記の文例はこのテキストのために新たに書き下ろされたもので、約1200字弱の文字数である。ここでは課題文を読み、そしてそれが何について書かれたものであるかを把握することから諸君は始めることとなる。ここで、抽象的に把握されなければならないテーマ、それは「免疫」である。課題文のタイトルは「臓器移植とiPS細胞」となっているが、課題文のなかで「臓器移植」と「iPS細胞」をつないでいるキーワードは「免疫」である。「免疫」という観点から見ると、この文章の要となっているのは、次の文章である。下に解答例においてまとめた文を並べてあるので、比較して欲しい。課題文の要となる文章を利用しながら字数を縮めていることが分かるはずである。次に手順を見てみよう。

　①不必要な部分を思い切って削っていく。このとき、話が箇条書きでつながるように削っていくのがテクニックである。

　~~免疫、それは臓器移植にとって乗り越えなければならない大きな壁である。ところが、免~~

疫が私たちの身体を外界のウイルスや病原菌から守っている~~ことも事実なのである。私たちの身体に入ってくるウイルスや病原菌は、別の言い方をすると、それは私たちではない何かなのである。自分と自分以外という対立を考えてもいい。私たちの身体の中の免疫系は、自分と自分以外とを区別し、自分以外のものを攻撃しそして排除するのが仕事なのである。~~ウイルスや病原菌のような自分以外のものに侵入された身体の免疫細胞は、この自分以外のものを記憶している。そして再び同じウイルスや病原菌が身体に侵入してきたときには、このウイルスや病原菌に対して抵抗力を持つようになっている。これが免疫と呼ばれるものである。

※免疫についての説明を簡略化する。

　~~このような免疫の働きを利用して、ジェンナーは人工的に免疫を作ることに成功した。その結果、1980年には天然痘が撲滅された。この事実は人類が初めて撲滅に成功した例として永遠に記憶されるだろう。~~ところが臓器移植の場合には、この免疫が大きな壁となる。つまり他人の臓器を自分以外のものとして排除しようとするのである。そのために、移植を受けた患者は免疫抑制剤の使用が欠かせない。免疫抑制剤を飲み続けなければならないのである。

※免疫と拒絶反応の関係を残す。したがって、ジェンナーの例は切り捨てる。

　~~ところが、2006年8月、~~iPS~~(人工多能性幹)~~細胞を作る技術が、京都大学の山中伸弥教授らによって発表された~~のである~~。iPS~~(人工多能性幹)~~細胞とは、ES細胞のようにさまざまな細胞に分化する機能を持った細胞である。~~しかも、~~山中伸弥教授らは、成人の皮膚細胞などの体細胞に複数の遺伝子を組込むことで、iPS細胞を作る技術を発表した~~のだから、世界中に衝撃を与えることになった。なぜなら、ES細胞の持っていた倫理的問題を解決したと考えられたからである。その成果は、疑いから追試による確認を経て、現在ではiPS細胞の研究は、世界中で激しい競争を巻き起こしている。現在のiPS細胞は、まだ実験段階であり、実際に3次元の臓器を作るところまでには至っていない。しかし、~~この研究成果は臓器移植に大きな影響を与える可能性を持っている。~~自分自身の皮膚細胞から自分に移植するための臓器をつくることができれば、臓器移植における免疫の問題を克服できるからである。~~自分自身の細胞から作り出された臓器であれば、免疫細胞は攻撃しない、つまり拒絶反応を乗り越えることが可能になるからである。私たちは自分の細胞を使って~~オーダーメイドの臓器を再生し、移植することで~~免疫による拒絶反応を乗り越えることができるようになる可能性を手に入れたのである。

※iPS細胞と拒絶反応の関係に絞る。

　②これで半分ほどになった。次は、箇条書きの用になっている文章をつないでいく。必要な場合には主語を補う必要もある。

　免疫が私たちの身体を外界のウイルスや病原菌から守っている。ウイルスや病原菌のような自分以外のものに侵入された身体の免疫細胞は、この自分以外のものを記憶~~もている。そ~~

な自分以外のものに侵入された身体の免疫細胞は、この自分以外のものを記憶~~している。そ~~ ~~して~~再び同じウイルスや病原菌が身体に侵入してきたときには、~~このウイルスや病原菌に対~~ ~~して~~抵抗力を持つようになっている。これが免疫と呼ばれるものである。

　ところが臓器移植の場合には、~~この免疫が大きな壁となる。つまり~~他人の臓器を自分以外のものとして排除しようとする~~のである。その~~ために、移植を受けた患者は~~免疫抑制剤の使~~ ~~用が欠かせない。~~免疫抑制剤を飲み続けなければならない~~のである~~。

　iPS細胞を作る技術が、京都大学の山中伸弥教授らによって発表された。iPS細胞とは、ES細胞のようにさまざまな細胞に分化する機能を持った細胞である。山中伸弥教授らは、成人の皮膚細胞などの体細胞に複数の遺伝子を組込むことで、iPS細胞を作る技術を発表した。この研究成果は臓器移植に大きな影響を与える可能性を持っている。自分自身の細胞から作り出された臓器であれば、拒絶反応を乗り越えることが可能になる~~からである~~。私たちは自分の細胞を使って免疫による拒絶反応を乗り越える~~ことができるようになる~~可能性を手に入れたのである。

※「山中伸弥教授らは、成人の皮膚細胞などの体細胞に複数の遺伝子を組込むことで、iPS細胞を作る技術を発表した。」の部分を削除すれば、まだ縮めることができる。重要なのは作成法ではなく、iPS細胞は自分自身の細胞からも作り出されるというところにあるからである。

（解答例）
　免疫は私たちの身体を外界のウイルスや病原菌から守っている。ウイルスや病原菌のような自分以外のものを免疫細胞が記憶し、再び侵入した同じウイルスや病原菌に対して、抵抗力を持つようになる。これが免疫である。臓器移植の場合には、他人の臓器を自分以外のものとして排除しようとするため、移植を受けた患者は免疫抑制剤を飲み続けなければならない。2006年8月、iPS細胞を作る技術が、山中伸弥教授らによって発表された。iPS細胞とは、さまざまな細胞に分化する機能を持った細胞であり、山中伸弥教授らは、成人の皮膚細胞などの体細胞に複数の遺伝子を組込むことで、iPS細胞を作る技術を発表した。この技術は臓器移植に影響を与える可能性を持っている。自分自身の細胞から作り出された臓器であれば、拒絶反応を乗り越えることが可能になる。私たちは自分の細胞を使って免疫による拒絶反応を乗り越える可能性を手に入れた。(約390字)

一方、エッセイや人間の心理を話題とした文章などはこの方法では難しい。次に第二の方法を見てみよう。

第二の方法の例（自分の言葉でわかりやすく、しかも短くまとめる方法）

課題文例

――エリック――

　昨日、突然エリックのことを思い出した。エリックはどうしているだろう。夕方の、ちょ

っと昔のことを思い出したくなるような時間、そんなときに帰宅した僕は自分の家の門の前に立っていた。お向かいの家は、いつのまにか一軒の家が二軒の家になってしまって、エリックの住んでいた家は、もうありはしない。エリックは、自分の飼い主には精一杯いいところを見せているようだった。エリックを呼ぶ声には敏感に反応し、主人の庭を侵す野良猫には果敢に立ち向かっていた。けれども、時には夏の昼間は気怠い午後を過ごすこともあるようで、そんなときに「おーい、エリック！」と小さな声で呼ぶと、尻尾をそろりと挙げて、「分かっているよ」とでもいいたげに、合図をするのだった。人の家の飼い犬を大きな声で呼びつけるわけにもいかない人間と、そしてお向かいの家の息子に元気に尻尾を振るわけにもいかない犬は、こうして密かな交流を持つことくらいしかできなかったのだ。でもエリックは、僕のあげたものを食べることはなかったし、僕も何かをあげるようなことはなかった。だから、餌という擬似的な愛情で出来上がった関係ではないことは確かだった。エリックが初めて、お向かいの家に来た頃は、きゃんきゃんと鳴いているただの子犬だったけど、そんな時間は長くは続かない。そして犬の成長は人間よりも早いという生物学的な理由から、エリックも他の犬と同じように成長していった。成長が早い犬は、人間と同じ時間を生きることはできない。彼は、老年期を過ぎて、そして、多くの犬がたどるような運命を同じようにたどったのだろう。だけど、あの時のエリックしか僕は知らないわけだから、まぁ、エリックは、僕の記憶の中だけに生きていることになるのかも知れない。こんなことが頭の中を過ぎったのは、ほんの一瞬のことだったに違いない。そして僕はいつものように家の中へと滑り込んでしまったのだった。

課題　要旨を200字以内にまとめなさい。

　上記の文例はこのテキストのために、小説家が新たに書き下ろしたエッセイで、約1000字弱の文字数である。ここでは課題文を読み、そしてそれが何について書かれたものであるかを把握することから諸君は始めることとなる。ここでは、文章を削るだけでは要旨をまとめることはできない。事実をエッセイ風に語っているからである。実際、小説やエッセイは「悲しいこと」を「悲しかった」と書いてしまえば、小説やエッセイにはならない。小説やエッセイは、読み手の心の中に「悲しみ」を文章によってを想起させることが出来なければ失敗作である。小説やエッセイは、文章という形で一つのテーマを我々の前に提示して見せているのである。既に説明した「象徴」という言葉を思い出してほしい。小説やエッセイの中には、「象徴」があふれている。そのために、内容を理解し、自分の言葉で要旨をまとめなければならない。もちろん文章中の言葉を使用するのはかまわない。それでは、手順を見てみよう。

①課題文を読んで、いくつかの段落に分ける。このときに既にある程度の内容理解が必要である。

第一段落
　昨日、突然エリックのことを思い出した。エリックはどうしているだろう。夕方の、ちょっと昔のことを思い出したくなるような時間、そんなときに帰宅した僕は自分の家の門の前に立っていた。お向かいの家は、いつのまにか一軒の家が二軒の家になってしまって、エリックの住んでいた家は、もうありはしない。

※主人公は、夕方に突然エリックという犬のことを思い出し、感傷的な気持ちにおそわれた。エリックの家はもうなくなっている。

第二段落
　エリックは、自分の飼い主には精一杯いいところを見せているようだった。エリックを呼ぶ声には敏感に反応し、主人の庭を侵す野良猫には果敢に立ち向かっていた。けれども、時には夏の昼間は気怠い午後を過ごすこともあるようで、そんなときに「おーい、エリック！」と小さな声で呼ぶと、尻尾をそろりと挙げて、「分かっているよ」とでもいいたげに、合図をするのだった。

※エリックは自分の飼い主に忠実だったが、主人公にもなついていた。

第三段落
　人の家の飼い犬を大きな声で呼びつけるわけにもいかない人間と、そしてお向かいの家の息子に元気に尻尾を振るわけにもいかない犬は、こうして密かな交流を持つことくらいしかできなかったのだ。でもエリックは、僕のあげたものを食べることはなかったし、僕も何かをあげるようなことはなかった。だから、餌という擬似的な愛情で出来上がった関係ではないことは確かだった。

※主人公はエリックに餌をやったりしなかったので、餌による擬似的な愛情ではないことは確かだった。

第四段落
　エリックが初めて、お向かいの家に来た頃は、きゃんきゃんと鳴いているただの子犬だったけど、そんな時間は長くは続かない。そして犬の成長は人間よりも早いという生物学的な理由から、エリックも他の犬と同じように成長していった。成長が早い犬は、人間と同じ時間を生きることはできない。彼は、老年期を過ぎて、そして、多くの犬がたどるような運命を同じようにたどったのだろう。だけど、あの時のエリックしか僕は知らないわけだから、まぁ、エリックは、僕の記憶の中だけに生きていることになるのかも知れない。

※犬の成長は人間よりもはやい。おそらくエリックは既に死んでいるだろう。しかし、エリックは主人公の記憶の中に生きている。

第四段落
　こんなことが頭の中を過ぎったのは、ほんの一瞬のことだったに違いない。そして僕はいつものように家の中へと滑り込んでしまったのだった。

※主人公は一瞬の感傷のあと、いつもの生活へと戻っていった。

②段落ごとに内容を自分の言葉でまとめたのが、以下の文章である。課題文通りの文章ではなく、「感傷的な気持ち」とか「忠実」「死んでいる」「記憶の中に生きている」「いつもの生

活」などの言葉が使用されていることに注意してほしい。ここまでくれば、後は、箇条書きのようになった文をつながりよくまとめるだけである。

※主人公は、夕方に突然エリックという犬のことを思い出し、感傷的な気持ちにおそわれた。エリックの家はもうなくなっている。
※エリックは自分の飼い主に忠実だったが、主人公にもなついていた。
※犬の成長は人間よりもはやい。おそらくエリックは既に死んでいるだろう。しかし、エリックは主人公の記憶の中に生きている。
※主人公は一瞬の感傷のあと、いつもの生活へと戻っていった。

(解答例)
　主人公は、夕方に突然エリックという犬のことを思い出し、感傷的な気持ちにおそわれたが、エリックの家はもうなくなっている。エリックは自分の飼い主に忠実だったが、主人公にもなついていた。犬の成長は人間よりもはやい。おそらくエリックは既に死んでいるだろう。しかし、エリックは主人公の記憶の中に生きている。主人公は一瞬の感傷のあと、いつもの生活へと戻っていった。

　以上の二つの例に見るように、課題文の内容のまとめは、大きく二つの方法しかないといってもよい。もちろん既に述べたようにどちらかの方法でまとめねばならないという性質のものではない。実際の作業はこの二つの間で行われるからである。これらの方法は、科学論文のまとめから、小説の粗筋のまとめ、模擬授業のまとめまで幅広い応用が可能なのである。要旨のまとめを求める出題、小論文、AO入試での論文や模擬授業の要旨のまとめなど、数多くのところで求められる能力であるということができる。

次に小論文の書き方を考えてみよう。

◆小論文を書く実際
　今までの小論文についての話を整理してみよう。まず、初めにどうして小論文という選抜の形式が生まれてきたのかを考えてみた。そしてその変遷をたどることができた。次に小論文の指導の変化について考えてみた。そして言葉をキィワードにして物を捉えるということから世界観という問題までたどってきた。今度は小論文の実際を考えてみよう。
　小論文という形式は、自分で考えて、自分の考えを文章の形で表現しようとする行為であるということができる。しかし、小論文のように、自分自身で物事を考えて、そして筋道を立てて相手に伝えるという行為は、実は小論文という言葉で格別に呼ばなくとも、普段の生活の中でこそ行われるものであるのである。生活のなかで、ものを考えて、そして筋道を立てて相手に伝えるということを普段から行っている人にとっては、小論文という形式はいつもの生活の上に成り立つ作業でしかないだろう。もちろん、普段からものを考えていると言っても、自分自身にとっての世界観を育てなければ、いつまで経っても子どもの考えから抜け出ることはできない。そこで強調したのが世界観の重要性である。ものを考えるという前向きな姿勢と経験によって作り出された世界観が、小論文を書くことを可能にするのである。小論文という言葉で表現されているものは、もっと大きな背景と大きな実態を持つものなの

である。たまたま入試という選抜の方法として利用された場合にのみ、小論文という名称が与えられるのだと考えても間違いではないだろう。もっとも、小論文は出題の方法が限られているから、過去の小論文を見て対応を考えることは決して意味のないことではない。そこでここでは、小論文についてもう少し具体的な対応を考えてみよう。

◆小論文を大きな目で見る
　ここでは小論文の出題形式を二つに分けておこう。一つは何らかの文章が示されて、その文章を読んで小論文を書きなさいという形式である。そしてもう一つは何かの言葉、つまり題目が示されて、小論文を書きなさいという形式である。

★何らかの文章が示されて、その文章を読んで小論文を書きなさいという形式
　先ず始めに何らかの文章が示されて、その文章を読んで小論文を書きなさいという形式について述べよう。この様な形式では、文章という資料が示されるものである。このタイプは、当然、文章という資料を念頭において小論文を書くことを要求されているわけだが、私達は、それらの資料をどのように消化するべきなのだろうか。文章を読んで小論文を書くという出題の形式は、出題された文章をどのように読むかということが鍵になる。資料から何のテーマも見つけられないという話を聞くことがある。その人達に多く見られるのは、資料を読んだり見たりしながらも、その後は、頭の中で何も操作を加えていないということである。それでは、どのような操作を行うのだろうか。実際、我々は全てを頭の中に取り込むのではなく、大きく抽象化して取り込んでいるのである。

それでは、例をあげてみよう。理解し易いように、だれもが知っていると思われる「カチカチ山」を取り上げてよう。その内容を簡単に述べると次のような話である。

　昔、おじいさんとおばあさんが住んでいました。そして、いたずらな狸が辺りに出没し、いつも悪さを繰り返していました。ある日、ドジを踏んだ狸は、おじいさんに捕まえられ、囲炉裏の上に縛られてつるされてしまいました。おじいさんは、
「今晩は、たぬき汁だ。ばあさんや、たぬき汁の用意をしておくれ。」というと、畑仕事に出て行きました。おばあさんは、味噌をすり始めました。狸は、おばあさんに必死で話しかけます。
「おばあさん、手伝ってあげるからさ、縄をほどいておくれよ。逃げたりしないよ。」
たびかさなる狸のことばに、おばあさんは、
「逃げたらだめだよ。」といいながら、縄をほどいてあげました。しかし、狸は、縄をほどいてもらうやなや、おばあさんを殴り殺して逃亡したのです。おじいさんは、死んだおばあさんを抱えて泣き悲しみました。山の兎が顔を出したのは、そんなときです。兎は、何かを決意したようでした。それからしばらくして、兎は狸を山に柴刈りに誘いました。二人は柴を背中に背負うと山を下り始めました。そのとき、兎は狸の背中の柴に火打ち石で火をつけたのです。
「兎さん、何かカチカチいう音がするよ。」
「ここは、カチカチ山だからね。」
「兎さん、何かボウボウいう音がするよ。」

「ここは、ボウボウ山にはいったからね。」
しかし、狸の背中の柴は燃え上がり、狸は大火傷を負いました。兎は、火傷で寝込んでいる狸の所へ行くと薬を塗ってあげました。しかし、その薬は、とうがらしが入っていたのです。

しばらくして、今度は、兎が狸を舟遊びに誘いました。そして兎は板で舟をつくり、狸は泥で舟を造りました。池に漕ぎ出すとやっぱり狸の舟は水に溶けて沈み、狸は死んでしまったということです。

以上がカチカチ山の話である。ところで、「このお話はどんな話なの。」という質問に、次のようにまとめるとどうだろうか。

★まとめ1
「おじいさんに捕まった狸は、おばあさんを殺して逃亡した。山の兎は、狸を誘い出して大火傷をおわせ、傷口にからし入りの薬を塗った。そして、狸を舟遊びに誘い出して、泥の舟に乗せて溺れさせた。」

一見するとまとめたように見えるが、これは、カチカチ山の粗筋となっている。
それでは、「カチカチ山のお話は何が言いたいの。」という質問には、どのような答を返すだろうか。ここで諸君は頭を使って考えなければならない。この質問には、いくつかの回答が考えらる。
たとえば、こんな回答も可能である。それぞれ視点が異なっていることに注意してほしい。
回答1：
「この話は、復讐の話である。」

ここでは、殺されたおばあさんのかたきをとるというところに注目していることに注意。

回答2：
「この話は、悪事を裁こうとする正義が、再び悪を繰り返すという話である。」

ここでは、おばあさんを殺した狸が、兎という正義によって裁かれたが、その兎も狸殺しという悪を行ったのだというところに注目していることに注意。

これらの回答が、粗筋よりも「より抽象的、一般的」な表現となっていることに注意してほしい。資料を読んだときに求められているのは、こういった「より抽象的、一般的」な把握なのである。文章は、「より抽象的、一般的」な形にしてはじめて他のものとつながるからである。たとえば、回答1は、近代社会の中で復讐という行為は許されるのかという形で考えることが出来る。すると、そこには被害者の家族の心の問題や、損害の賠償という問題とつなげて考えることが出来るだろう。回答2は、殺人という罪が死刑という形で裁かれるとすると、それもまた、一つの悪ではないか、死刑廃止の問題はどのようにあるべきなのか、といった具合に、他の問題とつなげることが出来る。つまり、文章とは、考えを表現するた

めの表現方法の一つであるが、「より抽象的、一般的」な形にしない限り他の問題とはつながってはくれないのである。しかも、小論文の資料とされる文章の場合は、作者と切り放されてしまい、そして、あなたは、この資料をどのように理解したかが問われることになる。重要なのは「より抽象的、一般的」な形にして理解することだと言えるだろう。その理解が粗筋にとどまっている間は、どのようにしても他の問題と関連づけることは出来のである。言い換えれば、資料が示されるような場合には、その資料を「より抽象的、一般的」な形で理解することが重要なポイントであるということになる。

　ここでは、上に示したような抽象化以外にも、別の抽象化の仕方があることを忘れないでほし。それは君達の経験や知識とかによって異なるものである。それが時にはユニークな理解とか、個性的な発想であるという評価をされることにつながっていく。

★何かの言葉、つまり題目が示されて、小論文を書きなさいという形式
　既に問題文になんらかの文章が示されるような形式の問題について考えてきた。ここでは文章を示す問題ではなく。題目などが何らかの言葉によって示されるような形式の問題を考えてみることにしよう。たとえば、次のような課題が出されたとしたらどうだろう。

「あなたは、子供とはどのようなものだと考えるか。自分の考えを述べなさい。」

　これは、かちかち山の話とは逆の形式であると言ってもよいだろう。ここでの中心は文章ではなく「子供」という言葉である。「子供」というものは、既に抽象的な言葉である。ここでは、「子供」をどのように具体的にとらえているかが聞かれているわけである。では、我々は「子供」というものをどのように具体的に捉えているのだろうか。次のような例を挙げてみよう。

小学生までが子供　/善と悪が一緒になったもの　/純粋なもの　/反省しない人
/親に頼るうちは子供

つまり「子供とはどのようなもの」という問いかけに対して「子供とは純粋なものさ」とか「親に頼るうちは子供なんだ」という具体的な結論を見つけたわけである。これがこのタイプの小論文では大切なことなのである。そしてこの具体的な結論にそって例を挙げて、どうしてこのような結論に至ったかを説明することになる。この形式の小論文が苦手な人は、具体的なイメージを描ききれないでいる人が多いと言えるだろう。
次に例として「冒険」という抽象的な言葉を取り上げて、模範解答例をあげておく。実際に「冒険」という題名で小論文を書いてみてほしい。

(模範解答例)
「冒険」
私は、人間が生きるということは冒険の連続なのだと思います。
　学校の先生や親と話をしていると、冒険は止めなさいとかそれは冒険ですよという忠告をよく聞くことがあります。そんなときには、冒険という言葉は、いつでも危険と失敗が付き物であるという意味を持っているのだと思います。確かに危険や失敗は無い方がいいと思い

ます。
　しかし、私は冒険が人間を育てることもあるのではないかと思います。人間は成長する過程で、いつでも初めてのことに出会わなければなりません。少し大きくなれば初めてお使いに行くこともあります。そしてもう少し大きくなると学校にも行かなければなりません。そこでは、全てが成功するという約束があるわけではありません。お使いは交通事故に注意して行く必要があるでしょう。お釣りを間違ってもらうこともあるかもしれません。学校では友達と喧嘩をすることもあるかも知れません。でも、そのような危険に出会ったり、失敗をしないままに、大人になることは出来ないと思います。なぜなら、人間はたくさんの経験を積み重ねて大人になるからです。
　このように考えると、人間が生きるということは冒険の連続です。けれども、その冒険によって人間は大人になるのだと私は思います。

★ここでは、小論文の出題形式を二つに分けて考えてみた。そこで次の二つの点を改めて強調しておこう。第一には、「何らかの文章が示されて、その文章を読んで小論文を書きなさいという形式には示された文章の抽象化が必要である。」ということである。第二には、「何かの言葉、つまり題目が示されて、小論文を書きなさいという形式では、抽象的が言葉からの具体化が必要ある。」ということである。

◆小論文の構成
　前の「◆小論文を書く実際」では、小論文を大きな目で見てみた。だから、小論文の結論と構成については何も触れていない。ここでは小論文の結論と構成について考えてみることにしよう。
　小論文の構成の上で重要なのは、先ず結論を押さえてしまうことである。「結論」とは小論文の話が行き着く最後の所である。ところで君達は、小論文を書くときに何となく書き始めていないだろうか。
　かちかち山のような文章を読んで抽象化が出来たかも知れない。また、「こども」や「冒険というキィワードを具体的に考えることが出来たかも知れない。ところがその後にすぐに書き始めていないだろうか。そして最後の所でどうしていいか分からなくなっていないだろうか。
　書き始めてみないと結論が分からないというのは、小論文ではない。なぜなら、自分の考えた結論を書くために小論文を書くからである。つまり、小論文を書き始めるときには、結論が決まっていなければならない。では、結論とはどのように出てくるのもだろうか。
たとえば、かちかち山の話を読んで、次のような結論を出したとしたらどうだろう。

①「この話は、復讐の話であるが、現代社会では復習は許されない。」

②「この話は、悪事を裁こうとする正義が、再び悪を繰り返すという話であり、私は死刑に反対する。」

　このように、君達の小論文は1行で終わってしまうだろう。しかもこれではどうしてこの

結論になったかが分からない。特に②では、どうして「死刑反対」に結びつくのかは書かれていない。そこでどうしてこの結論になったのかを小論文の途中として書くことになるわけである。問題を出す人も、そこを見たいと思っている。この人は大学の示した文章を読んでどんな抽象化をしたんだろうか。そこからどのような考えを経て、この結論になったのだろうか。これが採点のポイントなのである。

一方、「子供とはどのようなものか」、つまり「子供」とか「冒険」というキィワードを具体的に考えなければならないようなタイプの問題について考えてみよう。これは、賛成とか反対という結論が出るものではない。したがって、文章を示すような課題については、次のように述べることが出来るだろう。何かの言葉、つまり題目が示されて、小論文を書きなさいという形式では、抽象的な言葉からの具体化のあとに結論を考える必要がある。その結論の方向は「意見」という形態しかない。

求められているのは「あなたの意見」である。君達は問題を読んで「子供とはどんなものか」について考えたとしよう。「人の好意に甘えるヤツのことさ」とか「子供って残酷なものさ」といった具体化をするかも知れない。一般的な意味での「子供」、つまり抽象的である「子供」という言葉を具体的にとらえたわけである。
今度は意見だから、この意見がそのまま結論に結びつく。
子供とは　　→「人の好意に甘えるヤツのことさ」
子供とは　　→「子供って残酷なものさ」

ところが「子供」というキィワードから考えた具体的なものも、それだけ書いてしまったら1行で終わってしまうだろう。しかもこれでは、どうしてこの結論になったかが分からない。そこでどうしてこの結論になったのかを小論文の途中として書くことになるわけである。問題を出す人も、そこを見たいと思っている。この人は「子供とは」と聞かれて、どんな具体化をしたんだろうか。そこからどのような考えを経て、この結論になったのだろうか。これが採点のポイントなのである。

さて、小論文は結論だけで書けるものではない。今までは結論を出すという話をしたので、次に構成を考えるという話をしよう。つまり、問題のところから結論までの文章をどのように構成するかというお話である。結論を決めてくれと言ったのは、意味のないことではない。何故なら、論文というものは、書いてみないとわからないということは、あるはずのない事なのである。普通は、自分の述べたい事があって、そのことを述べるために論文を書くわけである。ところが、受験という場合には自分の述べたい事、いわば結論を見つける事から始めなければならないのである。それが、「結論を決めてくれ」ということだった。次には、どのように結論に持っていくかということが問題となる。その方法は、小さなお話を必要なだけ並べて結論につなげるというのが普通の方法である。

　　　　　お話　→　お話　→　お話　→・・・・結論

上のようなイメージで考えると分かりやすいだろう。今の段階では、君達の小論文は本当に上のようなイメージである。つまり、お話・お話・お話・結論といった感じである。でも、お話だけを次々並べるのは効果的ではない。そこで文章を並べるための構成を考えてみよう。以下に、三つの構成を説明するので、自分にあった方法を一つだけ選んでほしい。そして、

その方法で全てをこなせるように練習してほしい。君達の目的は、試験に合格する事であって、小論文のプロとなる事ではないから、あれもこれもといって手を広げる必要はない。一つで十分である。

① 一つ目は、結論を先に持ってきて、私の考える理由はこれとこれだとやる方法である。理由の数は、不自然でなければいくつでもいいだろう。理由を、一つ目はこれこれ、二つ目はこれ、と並べる方法である。この方法は順序を考えなくてもいいから書き易いだろう。箇条書きのようにならないように注意する必要がある。そして最後にもう一度、「したがって」これこれだ、というように軽く結論を繰り返しておくと効果的である。

　結論　お話(理由)　→　お話(理由)　→　お話(理由)　→‥結論を軽く繰り返す

②二つ目は、結論を先に持ってきて「現状は」これこれであり、「しかし」私の考える本筋はこうだからだ、と書く方法である。現在の状態への批判を持ってくるのがポイントである。そして最後にもう一度、「したがって」これこれだ、というように軽く結論を繰り返しておくと効果的である。

　結論　お話(現在の状態への批判)　→「しかし」お話(私はこう考える)‥‥結論を軽く繰り返す

③三つ目は、②の変化形である。現状への批判を頭に持ってきて、次に「しかし」私の考える本筋はこうだ、と書く。そして最後に結論を持ってくる。ただし、この方法だと、読んでいる人間は最後まで結論が分からない。最近の小論文ではあまり使われなくなってきている構成である。企業や公務員の小論文でも最近ではこのような構成はあまり見られないのが普通である。

　　お話(現在の状態への批判)　→「しかし」お話(私はこう考える)‥‥結論

　基本的には、以上の三つの構成によって書くことができる。文章に凝るのはその次である。さて、小論文の構成として、一般的には起承転結といった構成が話に出ることがある。しかし、起承転結という構成は随筆などに使用されるものであり、小論文では使用すべきではない。その他にも序論・本論・結論という言い方をする。序論とは、通常、これから述べる研究内容について、過去の研究などを述べ、そして研究の順序や要旨を述べておくものである。したがって、入試の小論文ではこの形はとりにくい。<u>むしろ結論を先に持ってくることで序論に当てた方が効果的である</u>。そのような意味では、①と②は序論・本論・結論という形式であると言えるだろう。始めに結論を書く。これは序論にあたる。この部分だけで、読む人は全体の見通しが見える。灯台の光が暗い海を案内するように、文章の中で読み手を導く役割をする。そして理由や現状批判、自分の考えといった部分が入る。これが本論である。ここで読む人は「なるほど、この人はこう考えたわけか」という気分になる。そして最後に結論が軽く繰り返される。これが結論である。ここで読む人は「ああ、なるほどね」と思ってくれればしめたものである。

AO入試自己アピールへの対応

　これまで課題文の内容をまとめる課題、小論文課題への対応について述べてきた。最後に、AO入試の自己アピール文に対する対応について述べておこう。この分野はこれからの展開だけに、大学でも充分な検討が行われているとは言い難いところがある。特に医学・歯学系では導入前に充分な検討がなされるだろう。したがって、この章は医学・歯学系のAO入試に、どのような対応を考えるべきかという一つの指針である。現在AO入試を取り入れている大学ではさまざまな対応がとられている。その内容を見ると、大学側が要求しているのは、大きく分けて、推薦文、自己アピール文、実績資料の三つであると考えられる。もちろんそのうちの一つであることもあるし、三つを要求する大学もある。つまり現在はさまざまなタイプのAO入試が混在しているということができる。しかし、共通しているのは一芸入試ではないということである。やはり学力は必要とされるのである。一定の学力水準に達していることが前提であり、その上で、推薦文、自己アピール文、実績資料などの提出が求められるということは認識しておくべき事項である。AO入試は従来の推薦や指定校推薦とは異なり、校長推薦を必要としていない。そこで校長以外の人の推薦文を要求する場合がある。また実績資料については、生徒会役員などの学校内の実績については学校の証明、外部の活動については、その活動に関わる指導者からの証明を要求することが多い。それらの資料に添付するのが自己アピール文である。このアピール文はA4一枚程度から無制限まで、まだ一定のラインが決定していない。大学独自の様式を示しているところがほとんどである。

　従来の自己推薦文、いわゆる自己アピール文では重視されるのは本人のやる気と実績であった。高校の推薦入試で求められている内容がそのまま踏襲されていたわけである。しかし、本人のやる気と実績だけでは自己アピール文を構成しにくい。必要なのは次の三点である。
　①自分の専攻希望への熱意をアピールすること
　②過去の実績をアピールすること
　③進学後に要求される能力があることをアピールすること

　特にAO入試では「③進学後に要求される能力があることをアピールすること」を指摘しておきたい。本来、AO入試が受験生について確認しようとするのはこの項目に他ならないからである。面接や模擬授業への参加が求められる場合には、この項目を確認しようとする行為に他ならない。それでは実際にどの様な能力が要求されるのだろうか。それは次の点にまとめることが出来る。

　a. 自分自身が学習を継続させ発展させることが出来ること。(自己教育力)
　b. 自分が学んだ専門知識によって社会に寄与しようという意識があること。(公益を支える医師という自覚)

　以上のことを総合すると次のように考えることが出来る。つまり人間はある時急に過去と無関係な行動をとる生物ではない。現在は過去の積み重ねである。したがって、過去に紆余曲折が有ろうとも、現在抱いている希望に至る道筋は過去の実績の中にある(過去)。その過去を背景として専攻学部への今の希望がある(現在)。そしてその専攻の課程を修得するため

の能力が充分にあることをアピールする(未来)。このように過去・現在・未来に関してアピールすることが必要だと考えることが出来るわけである。従来の指導では未来の自己についてのアピールに関する指導が不明確であったと言えるだろう。この未来の自己についてのアピールという側面から見れば、過去の実績という項目も見直されなければならない。部活動や生徒会活動に積極であることは、未来におけるリーダーとしての自己を強調する意味があるが、医師は旗振り役を求められているわけではない。求められているものは、a.自分自身が学習を継続させ発展させることが出来ること(自己教育力)、b.自分が学んだ専門知識によって社会に寄与しようという意識があること(公益を支える医師という自覚)、という側面からだけでは不十分である。むしろ何かについて調べたりまとめたりした経験や、医学歯学の希望であれば、看護体験やホームでのボランティア体験のアピールの方が効果的である。何かについて調べたりまとめたりした体験は、学校内であるよりも外部への発表などの方がアピール性は高い。もちろんアピール文だけのためにこのような実績を積んだとしても、底の浅い実績は面接で簡単に論破されてしまうものである。言い換えれば、自分が進むべき道について真摯に考えてきたかどうかが問われることになると言えるだろう。つまり、アピール文には、受験生諸君の将来に対する真摯な熟考とその熟考を反映した実績が前提なのである。そこでは、医学・歯学系の学部を卒業した後のヴィジョンをどのように描いているかという問題意識が必要とされるのである。卒業後にどのような仕事をしている自分がいるかというヴィジョンを描き、そこから逆算した意識が必要だと言えよう。10年後の自分がどのようにしていると考えられるのか、そしてそのためには5年後には何をしているべきか、そして今から入学する大学では何をすべきなのかという問題意識である。その問題意識をもとにして、「このようにして勉強して行く計画がある」、という明確な意識が欲しいのである。文章として明文化されなくとも、このような意識が自己アピール文を骨のある文章にするのである。

最後に

　敵を知ることは戦いの第一歩である。その意味も含めて、小論文が現れてきた理由やその採点方法について考えてきた。そしてまた、我々は、小論文を書くためには技術や知識以上に大切な何かがあると考えてきた。たどり着いた結論は、小論文のためには自分自身の世界観を育てることが重要であるということである。また、自分自身の世界観を育てることは、自分自身の将来のヴィジョンを創り出すことにもつながるのである。本書の解説と模範解答例を利用して、自分の人生を切り開いてくれることを、我々は希望している。

医学・歯学系小論文キーワードとその背景

　ここでは、医学・歯学系の小論文に現れるキーワード、つまり、出題文を理解するために必要と思われる言葉について簡単な解説と参考となると思われる書籍を紹介した。大学入試レベルでの文章は、岩波新書や中公新書、講談社新書といった新書レベルの文章が殆どである。それは、新書版の書籍の内容が、現代の問題をコンパクトにまとめることを目的としていることや、また高校レベルよりは若干高度な内容と論理構成を含むために、問題としても出題しやすく、また受験生の理解能力を見るためにふさわしい難易度だからである。しかし、一方ではその内容が、たった一つのキーワードの意味するところが理解できないために全てが分からないということも起こりうるのである。そこでここでは医学・歯学系の小論文に必要であると考えられる最小限のキーワードとその背景を物語風に解説している。しかし、全てのキーワードを網羅しているわけではない。例えば、環境に関する内容は除いてある。本書収録の大学では環境関係の出題が最近では見られないからである。もちろん、この小論文キーワードを読んで、それで十分であるとは思ってほしくない。空いた時間にネットサーフィンをして関連サイトを見るくらいの気持ちが欲しいものである。

★ヒポクラテスの誓い
　医学と言えば、ヒポクラテスの誓いから始めるしかない。諸君は、「病気を治してもらうこと」が、患者の大きな関心の的であったことをまず知るべきだし、医学を学ぶということは医の倫理を実践するということだということに気づかなければならない。この事実は現在でも変わらない。小論文の論題に医師の倫理の問題が出題されるのは、やはり、医の倫理が重要な問題だからだ。昔から人間にとっては、病気の克服は最大の関心事の一つだったといっても過言ではない。諸君はこの節の表題となっているヒポクラテスの誓い(ヒポクラテス：紀元前450年頃から357年頃)という言葉を知っているだろうか。以下に英文のヒポクラテスの誓い(英文)を金沢医科大学ホームページから引用して載せておく。このサイトには、ヘルシンキ宣言やリスボン宣言が掲載されており、見るべき価値のあるサイトである。もし英文が理解できない場合には、インターネットで日本語訳のwebを訪れて欲しい。The Oath of Hippocratesに関するサイトは数多くある。特に医療倫理との関わりが深いため一読しておくべきである。

★ The Oath of Hippocrates

I swear by Apollo the Physician, and Aesculapius, and Health, and All-heal, and all the gods and goddesses, that, according to my ability and judgment, I will keep this oath and this stipulation- to reckon him who taught me this art equally dear to me as my parents, to share my substance with him, and relieve his necessities if required; to look upon his offspring in the same footing as my own brothers, and to teach them this art, if they shall wish to learn it, without fee or stipulation; and that by precept, lecture, and every other mode of instruction, I will impart a knowledge of the art to my own sons, and those of my teachers, and to disciples bound by a stipulation and oath according to the law of medicine, but to none others. I will follow that

system of regiment which, according to my ability and judgment, I consider for the benefit of my patients, and abstain from whatever is deleterious and mischievous. I will give no deadly medicine to anyone if asked, nor suggest any such counsel ; and in like manner I will not give to a woman a pessary to produce abortion. With purity and with holiness I will pass my life and practice my art. I will not cut persons laboring under the stone, but will leave this to be done by men who are practitioners of this work. Into whatever houses I enter, I will go into them for the benefit of the sick, and will abstain from every voluntary act of mischief and corruption of females or males, of freemen and slaves. Whatever, in connection with my professional practice, or not in connection with it, I see or hear, in the life of men, which ought not to be spoken of abroad, I will not divulge, as reckoning that all such should be kept secret. While I continue to keep this oath unviolated, may it be granted to me to enjoy life and the practice of the art, respected by all men, in all times ! But should I trespass and violate this oath, may the reverse be my lot! 」
(※金沢医科大学(http：//www.kanazawa-med.ac.jp / information / material.html407) より引用)

　この誓いが示すように、ギリシャの時代から既に病気の克服は、人間の大きな関心事だったのである。そして医師の倫理も大切なものであったことがわかる。しかし、病気の克服についてはまず人体の仕組みについて調べることが必要だった。実際には、誰がはじめに人体の解剖を思いついたかはわからない。養老猛氏の著書(「からだを読む」養老孟司　ちくま新書)に依れば、ベルギー生まれのアンドレアス・ヴェサリウス(1543年に「人体構造論」という本を書いた)を近代解剖学の祖としている。人体の解剖自体は14世紀の北イタリアで既に行われていたことも指摘している。他にも、人間の身体を解剖して人体を見極めようとした人間に、あの有名なレオナルド・ダ・ヴィンチ(1452～1519)がいる。もちろん「モナ・リザ(La Joconde)」を描いたあのレオナルド・ダ・ヴィンチである。彼が残したスケッチは精緻を極めているが、彼は自分の芸術のために人間の構造を知ろうとしたというべきだろう。しかし、当時は、まだ血液が体内を循環することも知られていなかった。血液の循環を発見したのはウィリアム・ハーヴェイ(1578～1657)である。彼は、「血液は循環する」ことを発見し、そして実証したが、17世紀の人々にとっては、それは大胆な発想の転回であった。中世からのヨーロッパの精神史を大ざっぱに把握しようとすれば、それは神による調和の世界から科学による実証の世界へ転換であるが、神による調和を前提とした世界観の中では、当然ながら教会を中心とした宗教勢力が大きな力を持っている。それだけに、ハーヴェイは、ヨーロッパ全ての人々を敵にまわすことを恐れながら自説を述べなければならなかったという。なぜなら、教会によって異端とされる危険があったからである。異端とされれば異端審問にかけられることになる。つまり、当時の科学者(科学者という意味のscientistという言葉は比較的新しい言葉である。当時の人に科学者という言葉を使うことが妥当とはいえないが、それ以外に何とも呼びようがない。)は、異端審問と科学的真実の狭間で生きていたのである。信仰や俗信、そこに割り込んできた科学的真実がどのように遇されたか想像してみてほしい。いつの時代でも真実のために自分の命を賭けるのは大変な勇気がいるものである。しかし、人間の探求心は確実に病気の克服に近づく。古くからある天然痘。569年には既に天然痘(Variola)と命名されていたこの病気は、多くの人間を死に至らしめた。フランス国王ルイ15世も1774年に天然痘で死亡したのは有名な話である。天然痘とは昔から知られている

死を招く恐ろしい病気だったのだ。そしてジェンナーの種痘の話もまた有名な話である。1796年ジェンナー(1749～1823)は、初めての種痘を試みる。牛の牛痘にかかった人間は天然痘にかからないという話を聞いて、その事実を調べ、それが真実であること信じたからだ。それから、183年後の1979年、WHO世界評議会は、1977年の患者発生を最後にして、地球上からの天然痘の撲滅を認証した。この勝利は、唯一の勝利であるが、その意味は非常に大きい。ここで人類は病気の克服という面では、一つの勝利に到達したわけだが、冒頭で医の倫理の問題が指摘されていることに注意してほしい。

※英文のヒポクラテスの誓いのなかで、医術をartと表現していることに注意。

★遺伝子情報とヒトゲノム計画

さて、人体について調べようという意識は、単に人体を解剖するだけではなく、それぞれの臓器が持つ機能、そして遺伝を司るDNAの発見へと結びつく。オーストリアの僧侶・植物学者であった、メンデル(1822～1884)はエンドウ豆などを研究しているときに、かけ合わせ方によって遺伝にある法則性があることを発見した。といっても遺伝子の概念が明確にあった訳ではない。「なんかあるなぁ」程度の認識であったろう。もちろん、少なくとも医科歯科系を志望している諸君がメンデルを知らないことはないと思うが、彼が生きている間には世界には認められなかったのである。先駆けとなる人間は多くの場合に同時代の人間には理解されないものだ。きみたちの中にも先駆けとなる運命を担い、だれからも理解されない人がいるかもしれない。しかしやがては認められるときが来る。メンデルも1900年にドイツのコレンズ、オーストリアのチェルマックなどが再発見したことで、その業績がみとめられるようになった。そしてついに遺伝について大きな研究成果が発表されるときがやってくる。

遺伝法則に関わるDNA遺伝子の本体(遺伝情報の担い手)DNAが二重らせん構造をなすことは、雑誌『Nature』1953年4月25日号で発表された。この雑誌でJ.D.ワトソンとF.H.C.クリックは、DNAの基本構造モデルを理論的かつ簡潔に記し、1962年度にはノーベル生理学・医学賞を受賞した。しかし、人間の持つ探求への欲望はこれで終わったわけではない。人間のDNAの塩基の並びは約31億あるが、日、米、英、仏、独、中国6カ国の研究機関でつくる「国際ヒトゲノム計画」は2003年4月14日、ヒトゲノムの解読を遂に完了したことを宣言した。いわば「人間の設計図」の完成は、病気の診断や治療、新薬の開発に大きく貢献すると期待されるが、国際研究チームは約28億3000万を解読した。未解読部分は生命活動に無関係か、現在の技術では解読不可能という。ヒトゲノム計画は、人間のDNAを明らかにしようとする人類の計画であった。その結果、人類が長い間抱いてきた、病気を克服したいという素朴で純粋な気持ちは、いまや、遺伝子治療という最先端の技術へと到達した。しかし、生体情報は最大のプライバシーであるということを強調しておこう。諸君は人間の体を扱うと同時に人間のプライバシーも扱うことになるのだということを忘れてはならない。遺伝子情報は、個人が将来発症する病気の可能性を明らかにしてしまう。その結果、遺伝的な情報が自由にやりとりできれば、保険契約や就職などで差別を生じる可能性が否定できない。そのために生命倫理委員会は、国際連合教育科学文化機関(ユネスコ)の「ヒトゲノムと人権に関する世界宣言」等を踏まえて、2000年に「ヒトゲノム研究に関する基本原則」を策定し、翌年には、文部科学省、厚生労働省及び経済産業省が、個人情報の保護を盛り込んだ「ヒトゲノム・遺伝子解析研究に関する倫理指針」を策定している。そして、2004年には

「個人情報保護法」の施行を背景に全面改訂が行われた。2005年にも一部改訂が行われ、続いて2008年にも一部改正が行われている。

　ヒトES細胞研究、クローン技術、ヒトゲノム研究、生殖補助医療研究、iPS細胞研究など、ライフサイエンスについては、文部科学省の「ライフサイエンスの広場」が詳しいので、以下のサイトを参照されたい。
　　文部科学省「ライフサイエンスの広場」
　　http：//www.lifescience.mext.go.jp/bioethics/index.html

★出生前診断
　さて、その最大のプライバシーである生体情報はいったいいつから調べることが可能なのだろうか。人間の場合、出生前から可能である。出生前診断がそれである。出生前診断については、従来はそれぞれの分野の専門性の違いから、検査に関わる学会がそれぞれの指針を出すという状況があったが、今や、遺伝学的な検査という大きな枠組みの中の一つとしてとらえられている。遺伝学的な検査については、「遺伝学的検査に関するガイドライン(案)」(平成13年3月27日)が、八つの団体のワーキンググループによって公表されている。八つの団体とは、日本遺伝カウンセリング学会、日本遺伝子診療学会、日本産科婦人科学会、日本小児遺伝学会、日本人類遺伝学会、日本先天異常学会、日本先天代謝異常学会、家族性腫瘍研究会である。このことから見てもそれぞれの検査が、遺伝学的検査という大きな枠組みの中で理解されていることが分かるだろう。この案は2003年8月には正式にガイドラインとなった。
このガイドラインは、日本遺伝子診療学会のサイトから閲覧可能である。
　　日本遺伝子診療学会
　　　http：//www.congre.co.jp/gene/frame/f_guideline.html

　さて、このガイドラインの冒頭では、遺伝学的検査が臨床の現場で利用され、疾病の予防、診断、治療に貢献することを指摘する一方で、個人の遺伝情報の保護や検査の前後のカウンセリングを検討すべきことを同時に指摘している。これはどのような意味だろうか。言い換えれば遺伝学的な検査には、疾病の予防、診断、治療に貢献するという光の部分と、個人の遺伝情報の保護や検査の前後のカウンセリングといった、いわば影の部分が存在するということである。したがって、この点についてはもう少し詳しく検討する必要がある。
　疾病の予防、診断、治療に貢献するという点では、明らかに患者に有利に働く。つまり患者の遺伝学的検査を行うことで、将来、どのような病気にかかる可能性があるかを予測したり、また遺伝子レベルでの診断や治療のための指針を考えることが出来るということである。個人の遺伝子情報を利用したオーダーメイドの薬の開発なども考えられている。一方、遺伝子情報は、患者個人の生体情報であり、生体情報は最大のプライバシーなのである。例えば、将来どのような病気にかかる可能性があるかを予測できる状態で、我々が生命保険に加入するという場合を考えてみよう。当然そこでは、将来どのよう病気にかかるかによって生命保険の掛け金を変えようという発想も生まれる。すると生命保険会社は加入者に遺伝学的検査を義務づけるかもしれない。では、遺伝学的検査を拒否して生命保険に加入しないことが可能だろうか。生命保険は決して本人のためだけではない。子どもや配偶者という家族のために加入する場合がほとんどである。また、致命的な病気にかかる可能性を持つ遺伝子を持っ

ていることは、その人の責任なのだろうか。つまり、相手の弱いところにつけ込んで、生体情報という最大のプライバシーを求めることは果たして正当な論理だろうかということである。ここまでくれば、遺伝子情報に関する出題に対しては、遺伝子情報を解読、もしくは利用することによって起こる光と陰の部分に目を向けなければいけないことが理解できると思う。

　次に検査の前後のカウンセリングとはどのようなものか考えてみよう。人間には知る自由もあれば知らないでいる自由もある。その選択は患者自身がしなければならない。つまり、人間は自分の体に関する医療について自己決定権があり、そしてその結果には自らが引き受けなければならないという自己責任が伴うのである。しかし、遺伝検査によって自分が致命的な病気にかかる遺伝子を持っていることを知ったとき、人間の心はその衝撃に耐えられるだろうか。こんな話がある。昔、あるやくざの大親分がガンになった。本人の希望もあり、また、医師も大丈夫だろうと思ってガンの告知、つまりあとどのくらい生きられるかを告知した。ところがその結果、本人はガンの告知に耐えきれずに生活が荒れ、飲酒などによって自らの寿命を縮めてしまったというのである。この話にはバリエーションがあって、大親分が時には医師になったり僧侶になったりする。そしてこのケースがすべてに当てはまる訳ではないが、人間の心はそれほど頑強なものではないということに気づかされる話である。同じように自分が致命的な病気にかかる遺伝子を持っていることを知った人間には、その生活を維持し、そして病気に立ち向かうためのカウンセリングが必要なのである。カウンセリングは単に遺伝情報を知ることだけにとどまらない。ガンなどの致命的な病気と大きな関係があることに気づかなければならない。

★ガンの告知
　個人情報に関連して、ここでガンの告知について考えてみよう。進行したガン自体は目に見える病気であるが、ガンであるかどうかという事実は個人情報である。ところが、かつて日本人にガンの告知について世論調査をしたところ、家族にガンを患っている人がいる場合、多くの人は告知をしないと答えているのである。最近では、本人にガンの告知をすることによって、積極的に治療に協力してもらおうという考えや、またインフォームドコンセントの重要性から告知をすることが多くなっている。このような状況を考えると、小論文の問題として「ガンの告知をすべきか、自分の考えを述べよ」という問題がすぐに出てくることになる。すると、その解答のキーポイントは、患者の個人情報、インフォームドコンセント、そして患者の心の問題を考えなければならないということになる。さて、患者の心の問題を考えるという点では、死をどのようにとらえるかという問題でもある。宗教などを心の拠り所にしている場合や、それ以外の場合では死生観が異なることが知られている。心の問題として、来世を信じることによって死への恐怖が和らげられることがあるからである。また、死は個人の消滅であるが、自分の子孫を作ることで自分の死を無駄なものではなく生命の連続性の中に見ようとする人もいる。「早く孫の顔を見たい」という言葉は、ある意味、孫を見ることで自分の命が続いていくと考えたいからである。しかし、宗教や家族関係が希薄になった今、死は我々の眼前にむき出しで現れることになった。それは、脳死判定と臓器移植である。死体からの臓器移植は、「死」があることが前提なのである。それを避けようとすれば、現在のところ生体移植か人工臓器しかない。そして臓器移植に関する法律は平成23年度現在、大きく変貌を遂げつつある。

★臓器移植

　臓器移植とは、生命を維持するために重要な役割を果たしている臓器が、生命を維持するために必要な役割を果たすことが出来なくなり(つまり機能しなくなり)、臓器を代替する以外に治療法がない場合に行われる医療である。このように書くとあまりにも漠然としているが、生命を維持するために重要な役割を果たしている臓器とは、心臓や肝臓、肺、腎臓などである。現在の移植医療の焦点であると考えてよいだろう。なぜなら、1997年10月16日に「臓器の移植に関する法律」が施行されたことによって状況が大きく変わったからである。日本では、この法律施行以前にも「心臓停止後」における腎臓と角膜の移植は行われていた。しかし、それに加えてさらに心臓や肝臓、肺の移植も可能となったからである。また、この「移植が可能になった」ということは、あくまで法律上の問題であり、実際に日本における臓器移植が急激に増加したというとそうではない。ドナーの意思表示の問題、15歳未満の子供の臓器提供が禁じられるなどの問題などが未解決であったからである。これは法律的にも大きな問題をはらんでいた。臓器の提供は自発的な意思にに依らねばならないが、自発的な意思と判断できる年齢はいつからかという課題を乗り越えなければならないからである。ところが、子供の臓器移植のために海外渡航をするという流れが出来てきた。そこで、2009年7月に、脳死を人の死とすることを前提にして、臓器移植提供の年齢制限を撤廃する「改正臓器移植法」が成立した。現在では、海外に比較すれば数は少ないが、日本での臓器移植の数は確実に増加している。そこで臓器移植に関わる問題点をいくつか検討する必要がある。

　臓器移植に関する問題を理解するためには、和田心臓移植とその後の医療不信の問題について語らなければならない。世界の臓器移植の流れの中で、初めに心臓移植を行ったのは、南アフリカのバーナードだった。1967年に世界初の心臓移植手術が行われたが患者は18日後に死亡している。そして、1968年、つまりバーナードによる世界初の心臓移植の翌年に、札幌医大の和田寿郎教授によって日本で初めての心臓移植が行われた。しかし患者は83日後に死亡したのである。この手術をめぐって、ドナーの脳死判定や、患者にとって本当に移植が必要だったのかをめぐる疑惑が指摘され、和田教授は三度にわたって殺人罪で告発されたのである。結果は、証拠不十分で不起訴となったが、日本の医療に対する不振、特に臓器移植に対する不信が生まれ、欧米に比較して主要な臓器の移植が進展しないという経緯のきっかけとなったのである。特に脳死の問題は、移植法案の審議の際にも大きな問題となったのである。

★死の判定

　では、通常の「死」とはどのように判定されるのだろうか。法律施行前は、心臓停止、呼吸停止、瞳孔が開くなどの特徴をもって死を判定していた。しかも、「死」を規定した法律は存在しなかったのである。しかし、臓器移植を念頭に置いて考えるとこの規準はあまり都合がよくない。なぜなら、心臓や肺、肝臓は、心臓が止まって血液が循環しなくなるとすぐに状態が悪くなるからである。つまり移植に適さなくなるのである。そこで「脳死判定」によって死を判定することとなったのである。「脳死判定」は、外傷などにより、呼吸などを調節している脳幹を含めて脳全体の機能が失われ、二度と回復しない状態であるとされる。つまり脳が不可逆的な損傷を受け機能回復の見込みがない場合である。具体的な判断の基準は「臨床的脳死」と「法的脳死」の二つの段階に分けられ、「臨床的脳死」は「(1)深い昏睡

(2)瞳孔の散大と固定(3)脳幹反射の消失(4)平たんな脳波」で判定される。一方、「法的脳死」は以上の4点に加え、自発呼吸の停止を確認し、さらに同じ検査を6時間以上の間隔をおいて行った後に判定される。この時点で、すでに諸君は問題点に気づくことが出来ただろうか。それは、「法的脳死」という人為的に判断される死(つまり人が作り出した法的概念)に対して納得できるかという問題である。これは科学・医学の問題ではなく人間としての感情の問題である。患者本人はもとより、患者の遺族がすべて医学的な知識を兼ね備え、そして科学的に物事を判断すると断言できるだろうか。「臓器の移植に関する法律」においてもわざわざ、死者に対して礼を失しないようにという条文がある。つまり、臓器移植は法律的には解決していても、人間の感情としては未解決なのである。これは21世紀になってもそれほど人間の感情は変わっていない。実際、諸外国と比較して日本での脳死者からの移植は未だに少ない。

★臓器提供と意思確認

　こうして脳死が判定されたあとに臓器の摘出が可能となるが、次のステップとして本人の臓器提供の意思の確認という問題がある。和田心臓移植が招いた医療不信のために、日本では臓器移植、特に脳死移植に対する懸念が強くなり、欧米に比べて移植が進展しない大きな原因となったことは既に述べた。脳死を前提とする心臓・肝臓移植は行われず、腎臓移植だけが、しかも肉親間の提供による生体腎臓移植を主として行われてきた。移植とは、簡単に言えば、機能しなくなった自分の臓器を取って、他人の正常に機能している臓器で置き換え、臓器の機能を正常に回復させる治療法のことである。このとき、移植の臓器提供者をドナーと呼び、移植が必要な患者をレシピエントと呼ぶ。ドナーは、脳死ドナーと生体ドナーに区別されるが、日本では、脳死ドナーが少なく、その結果、肝臓・腎臓の生体移植が盛んに行われているという状況であるとされる。移植が一般的な治療法の一つとなった理由には、免疫抑制剤の開発がある。免疫抑制剤としてシクロスポリンが使用されるようになって移植の成功率は飛躍的に向上した。その後もタクロリムス(FK506等)の免疫抑制剤が開発されている。しかし、臓器移植という医療は、当たり前の話だが、医師と患者だけではなく第三者の善意による「臓器の提供」がなければ成り立たない。そして、第三者の善意がいつでも活かされるかというとそうでもない。それは拒否反応の問題の他にABO式血液型の一致はもちろんのこと、HLA型(白血球にもHLA型という血液型があり、HLAはヒト白血球抗原の略で、移植の成功を握る各人固有の遺伝性の抗原で数万通りの組合せがある。もちろん家族では一致する確率は高くなる。)の一致も必要だからである。実際のところ、生体移植の面では、どうしてもドナーが肉親に限定されることになってしまう。また、死体からの移植がより広範囲に実施できるような法改正が行われると、その一方個人の権利が狭められ、下手をすると脳死者はただ利用可能な臓器の集合体としてしか捉えられなくなる可能性が指摘されている。確かに人間は、長く生きたい。しかし、その事が他人の権利を無制限に制限できると考えるのは間違いであろう。この問題は、哲学や宗教、個人の権利など、さまざまな要素を含んでいる。自分の中で十分に考えておいてほしい問題である。

★臓器移植法の改正

　1997年10月16日に「臓器の移植に関する法律(以下「臓器移植法」という。)」が施行されたことによって状況が大きく変わったが、この時のには、「脳死」という概念を導入する

ことが大きな焦点となった。その結果、心臓や肝臓、肺の移植も可能となった。しかし、移植可能という考え方は、あくまで法律上の問題であり、実際に日本における臓器移植が急激に増加した訳ではない。ドナーの意思表示の問題、15歳未満の子供の臓器提供が禁じられるなどの問題などが未解決であったからである。これは法律的にも大きな問題をはらんでいた。臓器の提供は自発的な意思に依らねばならないが、自発的な意思と判断できる年齢はいつからかという課題を乗り越えなければならないからである。

　2009年7月に、脳死を人の死とすることを前提にして、臓器移植提供の年齢制限を撤廃する「改正臓器移植法」が成立したが、問題は解決したのだろうか。改正臓器移植法の一部が施行され、2010年1月17日から「親族への優先提要の意思表示」が可能となった。今回の改正では、本人が生前に拒否していなければ、家族の同意で臓器提供が可能になり、また親族への優先提供も認められた。しかし、「本人が積極的に意思表示をすること」と、「本人が生前に拒否していない」ことは同じ意味ではないことにすぐに気づくであろう。また、親族への優先提供は、移植の公平性を損なう可能性がある。かつて胆道閉鎖症の子供を持つ親に対して、生体肝移植の圧力が掛かるような状況があった。同じように、子供のために両親は自分の命を犠牲にすべきであるという流れが出来たとしたら、それは正当な行為であるとは言えない。また、子供が死亡した場合、その保護者に対して臓器提供の圧力が掛かる可能性も指摘できる。臓器移植法は改正されても、未だに課題は残っていることを忘れないで欲しい。2009年7月に、「臓器移植法」が改正され、2010年1月から順次施行されているが、同時に「臓器の移植に関する法律」の運用に関する指針(ガイドライン)(厚生労働省/臓器移植関連情報/関連法令、による。)も改正された。その結果、2011年の、厚生労働省　社団法人日本臓器移植ネットワーク「親族優先提供についてのQ&A」では、留意事項として、「親族提供を目的とした自殺を防ぐため、自殺した方からの親族への優先提供は行われません。」と明記している。

　2010年からの臓器移植法の改正による主な改正点は、①本人の臓器提供の意思が不明の場合であって、遺族がこれを書面により承諾するとき。(なお、今回の改正法施行後、家族の承諾のみの臓器提供は大幅に増加している。)②臓器摘出に関わる脳死判定の要件の改正。③親族への優先提供の意思表示が出来ること。④家族の書面による承諾により、15歳未満の方からの臓器提供が可能になること(平成23年度5月現在で既に1例目が確認されている)、などが挙げられる。

　今回の改正では、本人が生前に拒否していなければ、家族の同意で臓器提供が可能になり、また親族への優先提供も認められた。しかし、親族への優先提供は、移植の公平性を損なう可能性がある。くり返しになるが、死体からの移植がより広範囲に実施できるような法改正が行われると、その一方で、個人の権利が狭められ、下手をすると脳死者はただの利用可能な臓器の集合体としてしか捉えられなくなる可能性が指摘されている。確かに人間は、長く生きたい。しかし、そのことが他人の権利を無制限に制限できる理由になるのだろうか。この問題は、哲学や宗教、個人の権利など、さまざまな要素を含んでいる。自分の中で十分に考えておいてほしい問題である。

★臓器移植と再生医療
　ES細胞と同じ分化機能を持つiPS(人工多能性幹)細胞を作る技術が、京都大学の山中伸弥

教授らによって発表されたのは、2006年8月である。成人の皮膚細胞などの体細胞に複数の遺伝子を組込むことで、ES細胞と同じ分化機能を持つiPS(人工多能性幹)細胞を作る技術を確立させたのである。山中教授は、本来は医師であり、医師から研究者へと転身したという経歴を持つ。山中教授がiPS細胞を作る技術を確立するとすぐに研究の倫理的指針作りに着手したのは、この経歴と無縁ではないだろう。規制は一見すると研究の妨げになりそうだが、はじめに倫理的な規制を作っておいた方が研究は逆にやりやすいからである。山中教授の作り出したiPS細胞はさまざまな組織や臓器のもとになる能力があり、拒絶反応のない細胞移植や再生医療などへの応用が期待されている。具体的には、血液細胞を作成して輸血に使用する、角膜を作成して移植する、神経の再生、インスリンをつくりだす膵島を作り出し、糖尿病の治療するなどの応用が考えられる。

　同じように再生医療の期待を担っていたものにES細胞がある。ES細胞の倫理的問題は、ES細胞を取り出すさいにヒト胚を利用する点にあった。ヒト胚を通常の人間と同じだとすると、人間を利用することと同じになり、これがES細胞研究の大きな問題であった。それでは、ES細胞の研究は中止されるだろうか。山中教授は、ES細胞とiPS細胞の間にどのような違いがあるかを考えれば、ES細胞の研究の意義は失われないという声明を、他の研究者と共に出している。iPS細胞は、ヒト胚を利用するという倫理的問題を解決したように見えるが、iPS細胞がES細胞と同じような万能細胞であれば、理論的にはiPS細胞からヒト胚の作成が可能になる。そしてiPS細胞から作成された精子や卵子が、生殖医療に用いられる可能性があり、クローン技術規制法などの生殖技術関連の規制も含め、未だに倫理的問題は解決されていないということが出来る。これは生殖医療の面からも倫理的な問題を考える必要性を示唆している。また、エンハンスメント利用(治療目的ではなく、長寿や身体能力増強目的での使用)の可能性など、倫理的・法的・社会的観点から見た問題点も指摘されている。法的観点から見た問題点とは、ヒトはどこからがヒトかという問題に他ならない。法律的上、人権は遺産相続などの特殊な場合を除いて胎児には及ばない。体外に出てこなければ人としての権利は確定しないのである。きわどい表現を使えば、胎児は体内に出来た腫れ物程度の扱いなのである。しかし、皮膚細胞から精子や卵子が作り出され、それが、人へと成長するとなると、どこまで権利を保護すべきだろうか。ES細胞の場合、本来人となるだろうと予測できる胚の一部を使用したために、問題ありとされた。ES細胞の研究に使われる胚は、排卵誘発剤によって取り出した卵子と精子を結合させ、着床の可能性が高いものを子宮に戻していた。それ以外の余った胚が研究に使用されるという経緯があった。iPS細胞は成人の皮膚細胞から作り出されたが、それが人へと成長する可能性を考慮すると、やはり乗り越えなければならない法律的な課題があるということが出来る。

　2008年に文部科学省の生命倫理・安全部会は、ES細胞同様に人のiPS細胞から精子や卵子などの生殖細胞を作ることを当面禁止することを通知した。その後、2009年12月18日付けで、ヒトiPS細胞及びヒト組織幹細胞については、これらの細胞自体を直接の対象とした指針がないため、新たな指針として、ヒトES細胞、ヒトiPS細胞及びヒト組織幹細胞からの生殖細胞の作成を可能とする一方で、その生殖細胞を用いたヒト胚の作成を禁止する内容の指針を作成するため、パブリック・コメントを募集した。2010年1月14日に、パブリック・コメントの募集は終了し、「ヒトES細胞等からの生殖細胞の作成に関する指針」が、2010年5月20日に公布、同日施行となった。

★安楽死と尊厳死

　死のとらえ方は文化や個人の考えや宗教と深い関わりがあることはすでに述べた。そして患者の自己決定権についてもふれたが、死に対する患者の自己決定権はどのように考えられるのだろうか。死と患者の自己決定権の関わりを表す言葉として尊厳死と安楽死という言葉がある。しかし尊厳死と安楽死については、必ずしも定義の一致を見ていない。たとえば、日本尊厳死協会のサイトでは尊厳死を次のように定義している。(2010/01/10現在)

　「傷病により『不治かつ末期』になったときに、自分の意思で、死にゆく過程を引き延ばすだけに過ぎない延命措置をやめてもらい、人間としての尊厳を保ちながら死を迎えることです。」このサイトでは、尊厳死の宣言書(リビング・ウイル・Living Will)の様式例を見ることができる。また、尊厳死と安楽死を区別していることも指摘しておこう。安楽死については「安楽死は、助かる見込みがないのに、耐え難い苦痛から逃れることもできない患者の自発的要請にこたえて、医師が積極的な医療行為で患者を早く死なせることです。」と述べている。

　この他にも、尊厳死については、人間が死に際して、単なる生物としての死ではなく「人間として」遇されて死ぬことであるという定義もある。しかし、多くの定義に共通してみられるのは、「自分の意思」と「人間らしい死」という考え方であろう。また、安楽死についても、「第三者が苦痛を訴えている患者に同情して、その患者を『死なせる行為』」としてとらえる考え方もある一方で、尊厳死を究極まで問いつめていくと、死に際して第三者から「死」を与えられる以外に、人間としての尊厳を保つことが出来ないような場合を安楽死と考える立場もある。つまり尊厳死と安楽死を全く別のものとして考えるか同じ平面上で考えるかで異なることになる。特に安楽死の問題は世界各国で事情も異なり一概にこうだとは言えないものであることを指摘しておこう。尊厳死について、既に、「自分の意思」と「人間らしい死」という考え方が多くの定義に共通してみられることを指摘した。「自分の意思」については、インフォームド・コンセントや医療の選択と自己責任という観点から迫ることが可能だろう。問題は「人間らしい死」とは何かということである。また、インフォームド・コンセントが、単に医師の一方的な説明ではないことに留意する必要がある。1981年にリスボンで開かれた世界医師会(WMA)総会では、患者の権利宣言を議決した。この宣言はリスボン宣言と呼ばれ、1995年にバリで改訂されたが現在でも大きな意味を持っている。リスボン宣言は、前文と9つの原則からなっているが、その前文で以下のように述べる。

World Medical Association Declaration on the Rights of the Patient
Adopted by the 34th World Medical Assembly Lisbon, Portugal, September/October 1981
and amended by the 47th General Assembly Bali, Indonesia, September 1995

PREAMBLE

The relationship between physicians, their patients and broader society has undergone significant changes in recent times. While a physician should always act according to his/her conscience, and always in the best interests of the patient, equal effort must be made to guarantee patient autonomy and justice. The following Declaration represents some of the principal rights of the patient which the medical profession endorses and promotes. Physicians

and other persons or bodies involved in the provision of health care have a joint responsibility to recognize and uphold these rights. Whenever legislation, government action or any other administration or institution denies patients these rights, physicians should pursue appropriate means to assure or to restore them.
In the context of biomedical research involving human subjects - including non therapeutic biomedical research - the subject is entitled to the same rights and consideration as any patient in a normal therapeutic situation. (http：//www.wma.net/e/policy/l4.htm より引用)」

　この前文では、この宣言は、医療に携わる者が確認し、そして促進する患者の基本的権利の一部を表すものであること、また保健医療にかかわる医師やその他の個人もしくは団体は、これらの権利を認容し擁護していく上で共同の責任を担っていることなどが述べられている。「良質の医療を受ける権利(Right to medical care of good quality)」、「自己決定の権利(Right to self-determination)」などについて規定している。英文もそんなに難しいものではないので見ておくべきものであろう。インフォームド・コンセントについては最近では論題としての出題が少ない。しかし、それは他の論題のなかで理解していて当然の前提として含まれているからで、決して「知らない言葉」であってはならない。

★生活習慣病
　生活習慣病は、かつて成人病と呼ばれていたものが、生活習慣病と呼ばれるようになったものである。もともと病気とは、病原体や有害物質、さらに遺伝的な要素が関与しているものだが、それ以外に、個人の生活習慣が大きく関与していることがわかってきた。たとえば、嗜好などの食習慣や運動の習慣、そして休養の取り方などの生活習慣が多くの病気に深く関わっている。これまで病気の早期発見と早期治療(二次予防)に重点を置いてきたことに加えて、一次予防である健康増進や発病の予防など、生活習慣の改善を目指す対策を推進するために新たに導入された概念で、日野原重明氏が「習慣病」という考えを1978年に提唱したとされる。生活習慣病が関与しているとされる主な病気には、心筋梗塞や脳出血、脳梗塞、高血圧、アルコール性肝炎、糖尿病、痛風、大腸ガンなどが含まれている。特に生活習慣病は、10年から20年といった長い年月を経て発病することが多いという特徴がある。つまり気がつかない間に病気が進行しているというのが怖いところである。小論文という点から見れば、生活習慣病の対策が一次予防に重点が置かれるようになったことから出題しやすい問題となったといえよう。それは生活習慣病を予防するためにはどのようなことが必要かという出題形式から、図表を含んだ出題形式まで多岐にわたっている。

★プライマリー・ケア
　プライマリー・ケアとは、日本語では初期医療とか初期治療と訳されていることが多いがが、実際の概念はより多くの概念を包括的に含んでいる。日本には、日本プライマリ・ケア学会があり、プライマリ・ケアの5つの理念を示している。その理念は、「近接性」「包括性」「協調性」「継続性」「責任性」という言葉で表現されている。医療における位置付けについては、「患者が最初に接する医療の段階。それが身近に容易に得られ、適切に診断処置され、また以後の療養の方向について正確な指導が与えられることを重視する概念で、そのために訓練された一般医・家庭医(プライマリ・ケア医師)がその任にあたる。」(日本プライマリ・

ケア学会連合http：//www.primary-care.or.jp/)と位置づけられている。では、なぜ、今プライマリ・ケアが問われているのだろうか。そこには医学・医療の専門化への反省という考え方があるからである。近代医学の治療は、検査・診断、投薬、手術という順序を踏むと言ってもよいが、医療の専門化がどんどん進むなかで、専門外を診ることができない医師が生まれてしまうという現状があると言われる。(現在では一般にとしての研修も開始されている。)

　医師がより高度な専門を持ちたいと考えるのには、患者の在り方の問題も大きく関与していると言えるだろう。なぜなら、患者の多くは普段は医師との接触を持たず、病気になるとすぐに専門医に診てもらいたいと思う傾向があるからである。つまり、患者の在り方が医師の在り方を変化させ、その結果、患者は自分自身の状態を総合的に判断してくれる医師を失ったと言えるだろう。しかし、高齢化社会に突入し、また生活習慣病などが増加すると、患者一人でいくつもの専門医にかからなければならないような状態が起きてくる。そこで別々の薬が処方されるわけだから、患者の手間と薬剤の複合的な副作用(このような副作用を防ぐために、薬局ではお薬手帳と呼ばれる投薬記録を出してくれる)を考えれば、よほど症状が悪化していない限り、一人の医師によって診てもらった方が楽である。

　また、医師と患者との信頼という面からもジェネラリスト(一般医)が間に入ることで、人間としてのつながりが生まれることも無視できない。地域に密着したジェネラリスト(一般医)であれば、その患者が人間としてどのような悩みをもっているかということまで含めて患者の状態を考えることが出来る可能性が高い。初対面ではなかなか踏みこめない部分であると言えよう。つまりジェネラリスト(一般医)が初めに患者を診て、それからスペシャリストに患者を送るという体制が求められているということができる。実際、移植医療などの高度医療は、専門家による実施の体制が整備された病院でなくては無理があるのは確かであり、移植医療についてはその実施可能病院が示されている。この流れの最後には、「将来の医師はどのようにあるべきか」という小論文の課題が見えてくる。

★終末医療とQOL、そして福祉
　1970年頃からホスピスという動きが現れてきた。その後、WHO(世界保健機関)がQOLの概念を中心とした医療のあり方を普及させてきた。特に1989年にWHOが提唱した考え方は、がんの診断時から終末期に至る途中の過程にQOLという概念を取り入れて医療を行うことであった。Palliative Medicine(緩和医療)やPalliative Care(緩和ケア)と呼ばれるものがあげられているが、この医療に対する新しい考え方は、現在、国際的にも広く承認されるに至っている。新しいパラダイム(paradigm 知的枠組)として承認されたと言うことである。このパラダイムに沿って、現在では緩和医療はがん医療のひとつの専門的な分野を確立しつつある。たとえば「日本ペインクリニック学会」などをあげることが出来る。

　現在では患者のクオリティ・オブ・ライフ(Quality of life, QOL)を尊重する思想が世間の認知を得ているが、その結果、福祉の内容も変化しつつあると言える。今、福祉というと高齢者福祉や介護の問題がクローズアップされている。けれども福祉とは、高齢者福祉や介護の問題だけではない。その他にも児童福祉や心身に障害を持つ人のための福祉や日常の生活に困っている人たちのための福祉もあることを忘れてはならない。諸君は、日本国憲法の25条を読んだことがあるだろうか。「福祉」という考えはこの条文に由来している。憲法25条では「第二十五条　1すべて国民は、健康で文化的な最低限度の生活を営む権利を有する。　2

国は、すべての生活部面について、社会福祉、社会保障及び公衆衛生の向上及び増進に努めなければならない」とある。この考えに基づいて、日本では社会保障という言葉で表現されるさまざまな政策および制度が行われてきた。つまり、福祉とは「社会保障」と呼ばれる大きな枠組みのなかの一部なのである。社会保障制度は、1950年の社会保障制度審議会の「社会保障に関する勧告」をもとにしてだんだんと整備されてきた。その内容は①社会保険②社会福祉③公的扶助④公衆衛生・医療を中心としている。その範囲はすでに示したように単に医療や介護だけにとどまらない。例えば児童福祉法では、第1条で、「①すべて国民は、児童が心身ともに健やかに生まれ、且つ、育成されるよう努めなければならない。② すべて児童は、ひとしくその生活を保障され、愛護されなければならない。」という基本原則を掲げている。

　しかし、日本の人口の年齢構成は今までの福祉政策を根本的に見直さなければならない状況になった。それは社会の高齢化と若年層人口の減少である。つまり、日本社会は、少子化という言葉に代表されるように、出生率の低下の一方で、今までの世代が年齢を重ねることにより、高齢社会へと突入することとなったのである。一般には、高齢化率(総人口における65歳以上の高齢者の人口割合)が7％を超えた社会を「高齢化社会」とよび、14％を超えた社会を「高齢社会」という呼び方で呼んでいる。日本はすでに1994年には「高齢社会」へと突入した。日本では高齢社会対策基本法が平成7年に制定され、「我が国の人口構造の高齢化は極めて急速に進んでおり、遠からず世界に例を見ない水準の高齢社会が到来するものと見込まれている」(前文)と述べている。これは法律として初めて「高齢社会」の用語を使用したものである。きみたちは、ゴールドプラン21というプランを知っているだろうか。政府が高齢者のための基盤整備を目標に、1999年に策定した計画である。その中では、次のような目標が掲げられている。

Ⅰ「活力ある高齢者像の構築」
　「高齢者の世紀」である21世紀を明るく活力する社会とするため、可能な限り多くの高齢者が健康で生きがいをもって社会参加できるよう、「活力ある高齢者像」を構築する。
Ⅱ 高齢者の尊厳の確保と自立支援
　要援護の高齢者が自立した生活を尊厳をもって送ることができるよう、また、介護家族への支援が図られるよう、在宅福祉を基本として、介護サービス基盤の質・量両面にわたる整備を進める。
Ⅲ 支え合う地域社会の形成
　地域において、介護にとどまらず、生活全般にわたる支援体制が整備されるよう、住民相互に支え合うことのできる地域社会づくりや高齢者の居住環境等の整備に向けて積極的に取り組む。
Ⅳ 利用者から信頼される介護サービスの確立
　措置から契約への変更が利用者本位の仕組みとして定着するよう、利用者保護の環境整備や介護サービス事業の健全な発展を図り、介護サービスの信頼性を確立する。」

(ゴールドプラン21から抜粋)

この内容を読んでどのように感じるだろうか。少なくとも、この内容から高齢社会において高齢者の生活の在り方や、医師の役割などを考えることができなくてはいけない。

★クローン

　最後にクローン技術について述べておこう。クローン技術そのものを対象とした論題はないが、最先端の技術として、また人への応用が論議されている問題として内容を理解しておく必要は否定できない。クローンという言葉は、「遺伝的に同一である個体や細胞(の集合)」を指す生物学の用語として使われている。したがって、１９９６年７月にイギリスで「ドリー」と名付けられたクローン羊が誕生したが、ここで言うクローン羊とは、「互いに全く同じ遺伝子組成を持った複数の羊」を指していることになる。また、日本でも１９９８年７月に、２頭のクローン牛が誕生している(近畿大学農学部が石川県畜産総合センターの協力によって、誕生させた)。このクローンの技術の焦点は、成熟した羊や牛の体細胞からクローン(体細胞クローン)を生み出すことができるという点にあるが、このことが実際に実験によって確かめられたことから、人間にクローン技術を適用できる可能性が出てきた。既に見てきたようにES細胞やiPS細胞の研究から精子や卵子を作り出す技術が確立すれば、クローンは現実味を帯びた話になってくる。特にiPS細胞の場合には、成人の皮膚細胞から作成したという経緯を考えると完全なクローンを作り出すことも不可能ではない。しかし、可能な科学技術であるからすぐに人間に適用して良いかとなるとまた別な問題を含んでいることを忘れてはならない。今まで、人間は男性と女性という両性によって生み出されてきたが、クローン技術は両性を必要としない。しかし、人間社会が発展してくる中で、両性の存在と生命の誕生の関わりは、すべての前提だったのである。哲学や医学、宗教や法律も両性の存在と生命の誕生の関わりを前提として組み立てられてきた。逆に言えば、クローン技術に対して、現代社会の前提からの検討が必要であるということに他ならない。では、クローン技術の目的はどこにあるのだろう。一般的には、家畜の改良と良質な食料生産、そして医薬の開発用の実験動物の生産、希少動物の保護と再生、人間に対しては不妊治療の代替手段として考えられたり、移植用臓器の作成や人の発生過程や寿命に関する研究に利用される可能性があるとされている。このような特徴を持つ技術だが、人間に適用した場合どのようなことが考えられるのだろうか。まず、安全面から疑問が残る。クローン技術は新しい技術だけにその子孫への影響が不明である。また、遺伝子操作によって人間に移植可能な臓器を他の動物に創り出すことも考えられているが、利用した動物の持つウイルスに感染する可能性などが指摘されている。そして、最大の問題は倫理面にある。クローン技術によって生み出された人間は、遺伝情報を提供した人間とほぼ同じ遺伝形質を持つために、生まれ出される人間の容姿や能力など、人間の表に現れる表現形質が予測できてしまう。すると、人間を改良する可能性も生まれるし、同時にクローン技術によって生み出された人間と通常の過程を経て誕生した人間の間に差別が生まれる可能性も否定できない。また、特定目的のためにクローン技術によって生み出された人間は、自己の存在をどのようにとらえたらよいかという問題も提起されるだろう。

　現在では、クローン技術の人間への応用は規制されている。むしろ禁止の方向に向かっているというのが現状だろう。ただ、動物に対するクローン技術の応用は認められる傾向がある。イギリス、ドイツ、フランスなどでは、国内法で人の胚の取り扱いに関する規制を行って、クローン技術の人への適用を禁止している。しかし、人以外の動物に対するクローン技術の応用は容認される方向にある。日本でもクローン技術の規制に関する検討が進められている。2005年春に国連総会は、人間のクローンを禁止する宣言を賛成84、反対34、棄権37の賛成多数で採択した。反対と棄権を足すと71だから、かなりきわどいと言えるだろう。こ

の宣言の内容では、医療目的で進められているES細胞研究におけるヒトクローン胚作製も禁止の対象となっているが、一方でこの宣言には法的拘束力がない。また、日本は、加盟国の様々な意見が反映されていないことを理由に反対した。実際、この宣言がそれぞれの国の国内でのクローン胚研究には影響を与えないと明言している国もある。これは、クローン胚研究が一方では最先端科学技術としての価値を持ち、その技術が特許の対象となれば莫大な経済的な価値を持つことを意味している。

日本では、「ヒトに関するクローン技術等の規制に関する法律」が、平成13年から施行されている。この法律では、「ヒト又は動物の胚又は生殖細胞を操作する技術のうちクローン技術ほか一定の技術」を「クローン技術等」の名称で呼んでいる。

第一条が目的となっており以下の通りの内容となっている。

「(目的)
第一条　この法律は、ヒト又は動物の胚又は生殖細胞を操作する技術のうちクローン技術ほか一定の技術(以下「クローン技術等」という。)が、その用いられ方のいかんによっては特定の人と同一の遺伝子構造を有する人(以下「人クローン個体」という。)若しくは人と動物のいずれであるかが明らかでない個体(以下「交雑個体」という。)を作り出し、又はこれらに類する個体の人為による生成をもたらすおそれがあり、これにより人の尊厳の保持、人の生命及び身体の安全の確保並びに社会秩序の維持(以下「人の尊厳の保持等」という。)に重大な影響を与える可能性があることにかんがみ、クローン技術等のうちクローン技術又は特定融合・集合技術により作成される胚を人又は動物の胎内に移植することを禁止するとともに、クローン技術等による胚の作成、譲受及び輸入を規制し、その他当該胚の適正な取扱いを確保するための措置を講ずることにより、人クローン個体及び交雑個体の生成の防止並びにこれらに類する個体の人為による生成の規制を図り、もって社会及び国民生活と調和のとれた科学技術の発展を期することを目的とする。」

この中からキーワードを拾うと、クローン技術によって「人クローン個体」を創り出すことは、「人の尊厳の保持、人の生命及び身体の安全の確保並びに社会秩序の維持」に重大な影響を与える可能性があるため規制を加え、「社会及び国民生活と調和のとれた科学技術の発展」を目指すということになる。言い換えれば、小論文の焦点としては、「人の尊厳の保持、人の生命及び身体の安全の確保並びに社会秩序の維持」と「社会及び国民生活と調和のとれた科学技術の発展」の両面が問われるということである。

★読んでほしい参考図書

本の出版には流行があり、そのときにホットな話題を出版するという傾向がある。したがって、20世紀後半からの出版物も含まれるが、当時の問題点を理解する上では一読に値するであろう。もちろん、その後についてはネット・サーフィンなどによって補うことを勧めておく。

・「医の現在」高久史麿編　岩波新書
　最先端医療を中心に、医師の在り方や、現在の医療の問題点を解説。
・「からだを読む」養老孟司　ちくま新書363
　人体への見方ががらりと変わってしまう。斬新な見方が提示され、目が開かれる本。
・「体験ルポ　日本の高齢者福祉」　山井和則・斉藤弥生　著　岩波新書

日本の高齢者福祉の実体を報告した本。
- 「高齢者医療と福祉」岡本祐三　著　岩波新書
  図表を入れながら、日本の高齢者福祉についてのべている。新ゴールドプランについてもふれている。
- 「生活習慣病を防ぐ」香川靖雄　著　岩波新書
  生活習慣病の概念と、そこから派生するさまざまな疾病について解説。
- 「日本の医療」　池上直己　J.C.キャンベル　著　中公新書
  日本の医療制度の現状を中心に、新しい考え方を示す。
- 「医療の倫理」　星野一正　岩波新書
  北米で20年を過ごした著者が医療倫理について情熱を込めて語る。
- 「生殖革命と人権」　金城清子　著　中公新書
  生殖技術の現状について解説するとともに、倫理面などの問題点にも言及している。
- 「インフォームド・コンセント」　水野肇　著　中公新書
  インフォーム・コンセントの本来の意味について解説。
- 「新・免疫の不思議」谷口　克　著　岩波科学ライブラリー　97
  免疫について物語風に話を進めながらもポイントはきちんと説明されている。
- 「ウイルスと感染のしくみ」生田　哲　著　日本実業出版社
  近年、あらたな感染症が現れてきている。感染症を理解するための本。

★最後に・・・/ネットサーフィンの勧め/
　ネットサーフィンというと、なんとなく遊びのような雰囲気が伴うが、小論文のために社会の状況を知るという面では、決して悪いことではない。ただ、インターネットが情報の全てではないことに注意しよう。つまり図書館で読書することも大切なのである。とはいうものの、小論文のためのネットサーフィンということで、信頼性が高いと考えられるウェブを参考となるように掲載しておいた。もちろん、掲載されたウェブだけでよいというものでもない。検索エンジンを利用して、さまざまなwebを見ることで、現代社会の問題点や専門的な知識にふれてほしいと思う。
※参考ホームページ(以下は2010年1月のものであり、その後ホームページの移動や閉鎖がある可能性があることに留意されたい。)

- 企業年金連合会　http：//www.pfa.or.jp/
- 総務省統計局　http：//www.stat.go.jp/
- 社会保険庁　http：//www.sia.go.jp/
- 厚生省労働年金局　年金財政ホームページ　http：//www.mhlw.go.jp/topics/nenkin/zaisei/
- 社団法人　国民年金協会　http：//www.nenkin.or.jp/
- 国立社会保障・人口問題研究所　http：//www.ipss.go.jp/
- 日本プライマリ・ケア連合学会　http：//www.primary-care.or.jp/
- (財)生命保険文化センター　http：//www.jili.or.jp/index.html
- 科学技術庁　「クローンって何?」
　　http：//www.mext.go.jp/a_menu/shinkou/shisaku/kuroun.htm
- 金沢医科大学　/資料(医の倫理)というページがある。ヘルシンキ宣言なども見ることが

出来る。/
　　http：//www.kanazawa-med.ac.jp/information/material.html/
・京都大学　iPS細胞研究センター
　　http：//www.cira.kyoto-u.ac.jp/j/index.html

・文部科学省「ライフサイエンスの広場」
　　http：//www.lifescience.mext.go.jp/bioethics/index.html

・日本遺伝子診療学会
　　http：//www.congre.co.jp/gene/frame/f_guideline.html

・日本ペインクリニック学会
　　http：//www.jspc.gr.jp/

・日本尊厳死協会
　　http：//www.songenshi-kyokai.com/

・国立感染症研究所
　　http：//www.nih.go.jp/niid/index.html

平成30年度に見られた試験の傾向

　問題が出そろったところで、今年の出題傾向を見てみよう。今年も例年のようにテーマ型と課題文型が多く出題された。テーマ型とは、課題となるものが提示され、受験者がそれをもとに意見を述べるものである。課題文型は、読むべき文章が提示され、読んだ上で文章の要約をしたり、文章の内容を踏まえて自分の意見を述べたりするものである。テーマ型では、杏林大学のようにことわざを提示するものや、日本医科大学のように絵画が示されるものもあった。さらに、愛知医科大学のように、イラストが複数提示され、その中の一つを取り上げて自分の考えを述べるというものもあった。課題文型の中には、論説文的なものもあれば、中心となるシチュエーションを述べ、それについて複数の登場人物を描きながら医師としてのあり方などを述べている文章などがあった。

　テーマ型、課題型のどちらも、医療関係の分野とそれ以外の分野の両方が出題されている。文字数は、要約は200字、文章の傍線部など一部について説明するものは100字から200字、それ以外の、文章全体を読んで自分の意見を書くものや、テーマに合わせて述べるものについては、400字から800字で書かせるものがあった。自分の意見などを述べるものについては、600字程度のものが最も多いが、その次に多いのが800字程度のものである。文字数が多めなので、文章の内容や自分の意見を簡潔にまとめるだけでなく、自分の意見を持つに至った根拠や、この根拠を支える具体例や知識を的確に説明できるように訓練しておく必要があるだろう。

　また、今年は、テーマ型、課題型を問わず、人としてのあり方や、医師としての姿勢、働き方について問う問題も見られた。働き方については、現在の日本では、過労死の問題などが大きく取り上げられているものであり、また、日本社会での高齢化の進行などによって終末期における医療のあり方などを考える機会も増え、医療のあり方、生き方などが注目されている。こういった社会の問題が小論文の出題にも反映されているといえるだろう。過去にはノーベル賞受賞者の研究内容に関する出題もあったことから、日頃から時事問題に注目し、内容を把握しておくと、小論文対策として役に立つことがわかる。小論文では、事実が説明できるだけでは解答として不十分なので、それらの問題について自分の意見を持ち、600字程度でまとめられるようにしておくとよいだろう。とくに、日本社会の高齢化の状況や、それに対応するためにどのような体制が必要かなどは、厚生労働省のホームページや新聞、書籍などから知識を得ておくとよい。

　テーマ型の問題では、昨年同様、医療に関わる分野と、それ以外の分野（人生に関わるものや社会的なものなど）のどちらも出題されている。医療に関係する問題の例としては、医療関連の分野とそれ以外の分野のどちらも出題されており、近畿大学の日本人の終末期の迎え方の現状に対する意見や改善方法を問う問題や医者のプロフェッショナリズムの3要素のうち1つについて考える問題、関西医科大学の超高齢の患者さんの手術におけるリスクと緩和医療に関する問題などがある。

　これらの問題は、日本社会の高齢化や、医師のあり方などの問題とも関係があり、一つの分野にしぼれない問題となっているのが今年の特徴である。したがって、受験者は地域社会と医療や、高齢化と医療というように、複数の問題について論じることが必要とされる。また、これらの問題に答える中で、受験者は自分のものの考え方や医療者としてのあり方も見られることになるだろう。医療者として、患者に対して意見を押しつけることなく、患者の置かれた状況や考え方、気持ちなどを理解しようと努める姿勢を大切にしよう。

　そのほか、医師の仕事に関係があるが、医療の方針などとは直接関係がない出題もあった。例えば、久留米大学の「医師のワークライフバランスについて」（800字以内）がそうである。このような医師の働き方については、例年に比べると多く出題された内容である。同じよう

な出題として、近畿大学の「国が進める『働き方改革』について、あなたは医師としてどのように考えますか」(400字以内)がある。時事問題の影響とともに、患者も医師も人間であり、人間同士として問題に取り組んでいく姿勢の重要性が垣間見える出題である。

医療に関連のない分野の出題もあった。例えば、杏林大学では「『普通に生きる』ということについて、800字程度で論じてください」という問題が出されている。このような問題の場合、提示された内容に沿って解答することが第一だが、医学部の試験であるので、医療に関連づけた解答を作成するのが好ましい。例えば、「普通に生きる」ならば、若者と高齢者の「普通」の差などを取り上げて、「普通」には個人によって考え方に違いがあることを取り上げてもよい。さらには、それぞれの人にとって「普通」が違うので、患者や同僚の話をよく聞いて、その人にとっての「普通」を理解するよう努めるといった内容でも解答を作成することができる。

そのほかにも、愛知医科大学では、人が不幸せになる理由を表したイラストが提示され、共感できないものを選んでタイトルをつけ、理由を述べるという出題があった。このように、絵画やイラストに対する自分の考えを通して、医療者としてのあり方を問われる問題は、今後も出題される可能性がある。しかし、日頃からできる対策は少ないので、志望する大学の過去問などでそのような問題を見つけたときに、一度解いてみて、文章をまとめる際にどのような難しさがあるか、解答作成のどの段階でつまずいたかなどを分析しておくと、実際に出題されたときの解答作成がよりスムーズになるだろう。

いずれの問題でも、テーマは何か、問題のある部分はどこか、その原因は何か、解決方法はどのようなものがあるか、あるいは自分ならどう考えるのかといった流れで解答を作成できるようにしておくとよい。

今年度の問題の例として、近畿大学の問題を以下に掲載する。
・近畿大学（小論文一般前期）　平成30年度
> 最近、「終活」という言葉がマスコミでもよく聞かれるようになりました。人生の最終末をどのように迎えるかは、本人にとってはもちろん看取る家族の立場からも、また医療費の社会的負担の仕方から見ても重要な問題です。あなたはその現状をどのようにとらえていますか。また、それらを改善する方途についてどのように考えますか。

近年、この問題のように、高齢化と関係した問題はよく見られる。「平均寿命」の延びに対して、「健康寿命」の延びが鈍いことなどや、緩和ケアとは何かなど、高齢化によって注目されてきたデータや、医療の内容などを説明できるようにしておこう。健康寿命については、高齢者の自立をさまたげる「ロコモティブシンドローム」や、生活習慣病などについても理解しておきたい。

一方、課題文型の問題では、1000〜2000字程度の文章が示され、それを読んだ上で、タイトルをつけたり、内容を要約したり、自分の意見を述べたりする形が多い。文章を読んで要約したり、400〜600字程度で自分の意見を答えたりするものが多く、もっと長い文章を読ませる試験も見られる。文章をより速く読めれば、解答作成にかける時間も長くとることができるので、日頃から新聞などで文章を読む練習をしておくとよい。

今年度は、テーマ型の問題と同じくらいの割合で課題文型の問題も出題された。内容は、サイバニクスと医療について（川崎医科大学）、被災地での診療所での出来事を通じて「まともな」医者について考える（福岡大学）、がん治療において積極的治療を行うべき段階ではなくなった場合の医師の対応（北里大学二日目）など、医療や、人に関して科学的に述べているものがある一方、サーバントリーダーシップと組織編成について（獨協医科大学）、

貧困と格差について（兵庫医科大学）、学問に対する態度や心構えについて（北里大学一日目）、「考える」ことについて（日本大学）、「自分の型」について（岩手医科大学）など、医療と関係のない分野の出題も見られる。

分野を問わず、文章の冒頭や最終文などを中心に読み、筆者の主張を読み取る必要がある。また、筆者の体験談などが紹介されている場合は、体験談がどの主張の裏付けとなっているかを理解できるようにしておく。

文章を理解したら、自分の意見を述べる。解答は、筆者の主張と自分の考え、自分の考えの根拠を示すようにするとよい。また、医療と関係のない分野からの出題でも、医学部の小論文なので、医療に関連づけて述べることが望ましい。そのためには、医学部の志望理由や自分の長所、理想とする医師像を明確にしておくとよい。

課題文型の今年度の問題の例として、獨協医科大学の問題を以下に再掲する。課題文型では文章の要約や、自分の意見を述べさせるものが出題されることが多い。この問題では、両方が出されている。内容は、脳神経外科の上山氏が第三脳室の奇形腫を患った少女を退院させた話となっている。上山氏は、以前、同じ奇形腫の子供が手術後に植物状態になって亡くなったという体験をしており、そのことが退院を勧めた理由となっている。医師としてどのように治療に取り組むのか、その姿勢を問う問題である。

・獨協医科大学　平成30年度
　　　　　　　　問題　次の文章（中山あゆみ著「難手術に挑む『匠の手』―上山博康」から引用）を読んで、以下の問いに答えなさい。
　　　　　　　　問１．本文を200字以内に要約しなさい。
　　　　　　　　問２．本文の内容について、あなたの考えを600字以内で述べなさい。

この文章では、上山氏が患者を退院させたいきさつと、その後、術者として成長した上山氏に教授が伝えた術者の気持ちが述べられており、要約でもこれらを書くようにするとよいだろう。また、考えを述べる場合には、自分が患者の家族ならばどう思うか、手術を行う医師ならどう思うかを考え、自分なら患者やその家族とどう向き合うか、その上で、自分の考え（患者の家族の気持ちをどう考えるか、手術を行う者として、難手術にどう取り組んでいくかなど）を述べるとよいだろう。

長文では最初のほうに読んだ内容を忘れたり、段落相互の関係を読み間違えたりしやすいので、キーワードや結論、筆者の主張など、重要な部分に下線を引くなどするとミスしにくくなる。

以上、今年度の医学部の小論文試験の傾向を示した。どちらの型の問題でも、取り上げられる内容が医療分野に限られないので、志望大学の過去の入試問題を繰り返し解いて、大学の傾向をつかんでおくとよい。また、いずれの問題でも、理想の医師像を持つことや自己分析が重要になる。自分を客観的に見る力をつけ、明日の医療者として進んでいってほしい。

目次

平成30年度

	問題	解答
日本医科大学	1	7
杏 林 大 学	2	8
愛知医科大学	3	10
近 畿 大 学	5	12
関西医科大学	6	14

平成29年度

	問題	解答
杏 林 大 学	1	11
東 海 大 学	2	13
愛知医科大学	4	14
近 畿 大 学	6	16
関西医科大学	7	17
福 岡 大 学	8	18

目 次

		問題	解答
平成28年度	日本医科大学	1	14
	東 海 大 学	3	15
	近 畿 大 学	5	16
	獨協医科大学	6	17
	岩手医科大学	9	19
	愛知医科大学	10	20
	福 岡 大 学	11	22
平成27年度	杏 林 大 学	1	10
	東 海 大 学	2	12
	日 本 大 学	4	13
	近 畿 大 学	7	15
	関西医科大学	8	16
	愛知医科大学	9	17

目 次

平成26年度

	問題	解答
日本医科大学	1	13
杏 林 大 学	3	14
北 里 大 学	4	16
金沢医科大学	6	18
近 畿 大 学	7	19
関西医科大学	8	20
久留米大学	9	21
福 岡 大 学	10	22

平成25年度

日本医科大学	1	17
日 本 大 学	3	18
東 海 大 学	4	19
獨協医科大学	8	21
金沢医科大学	11	22
関西医科大学	12	23
近 畿 大 学	13	24
福 岡 大 学	14	25

目 次

	問題	解答

平成24年度

東　海　大　学	1	16
獨　協　医　科　大　学	3	17
北　里　大　学	6	19
関　西　医　科　大　学	8	21
愛　知　医　科　大　学	9	22
近　畿　大　学	11	24
川　崎　医　科　大　学	13	26
福　岡　大　学	14	27

平成23年度

日　本　大　学	1	9
近　畿　大　学	2	11
関　西　医　科　大　学	4	13
川　崎　医　科　大　学	5	15
福　岡　大　学	6	16

目 次

		問題	解答
平成22年度	金沢医科大学	1	9
	近 畿 大 学	2	10
	関西医科大学	4	12
	川崎医科大学	5	13
	福 岡 大 学	6	14
平成21年度	日本医科大学	1	8
	日 本 大 学	2	9
	近 畿 大 学	3	11
	関西医科大学	5	13
	川崎医科大学	6	14
	福 岡 大 学	7	15
平成20年度	慶應義塾大学	1	2
平成19年度	慶應義塾大学	1	2
平成18年度	慶應義塾大学	1	3
平成17年度	慶應義塾大学	1	2

平成30年度

問題と解答

日本医科大学　問題　30年度

平成30年度　日本医科大学入学試験

小論文課題

この絵画から思うところを600字以内で述べなさい。

東山魁夷「道」

以上

杏林大学

問題　　30年度

小論文問題

「さわらぬ神に祟りなし」ということわざについて、800字程度で論じてください。

愛知医科大学　問題

（小論文1日目）　　問題用紙　　　　　　30年度

下図の中でもっとも共感できないものについて，その理由を600字以内で書いてください。また，そのイラストについてタイトルをつけてください。

WHY PEOPLE BECOME UNHAPPY

1. 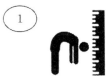 set expectations unrealistically high

2. think they are special but can't explain why

3. 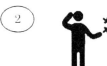 measure happiness in the wrong units

4. get used to what they have and want more (hedonic adaptation)

5. confuse not being bad with being good

6. try to find meaning in being unhappy

7. 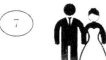 hope that other people will make them happy

8. desire happiness less than fear disappointment

9. believe happiness is a selfish pursuit

10. think that misery follows happiness

11. don't see the impact of their work

例　　タイトル例　（　傷のなめあい　）

find commiserators

受験番号 □□□□□

小 論 文 答 案 用 紙

タイトル（　　　　　　　　　　　　　　　　　　　　　　　　　　）

小 論 文（平成30年度一般前期）

最近、「終活」という言葉がマスコミでもよく聞かれるようになりました。人生の最終末をどのように迎えるかは、本人にとってはもちろん、看取る家族の立場からも、また医療費の社会的負担の仕方から見ても重要な問題です。あなたはその現状をどのようにとらえていますか。また、それを改善する方途についてどのように考えますか。

（注）横書きで400字以内にまとめること。

関西医科大学 問題　30年度

平成30年度 一般入学試験（前期）小論文課題

手術をすれば完治できる可能性が60％ほどあるが、患者さんは超高齢でリスクは30％ほどある。あなたが医師であれば、手術と緩和医療のどちらを勧めますか。あなたの考えを述べなさい。

日本医科大学　解答

30年度

出題者のネライ

文章の構成力、テーマの設定力を見る。

書き方のポイント

テーマである東山魁夷の「道」という絵は、草原を思わせる緑の土地に、舗装されていない道が一本伸びている作品である。ただ、どこまでもまっすぐ伸びているわけではなく、絵のはるか奥のほう、小さな丘になった場所で右に曲がっているのがわかる。

この絵から感じ取ることは、人それぞれであろう。「道」の様子や色彩の爽やかさ、構図についても感じるものがあるかもしれない。しかし、医学部の小論文試験のテーマとして出されているものなので、できるだけ医療従事者を目指す自分の気持ちや、医療従事者となってからの働き方をアピールするような文章を作成することが望ましい。

また、医療従事者となってからの働き方をアピールする場合も、実際に働いたことはない受験生が大多数だと思うので、今までの人生の中で頑張ったことや経験した挫折などの具体的なエピソードを述べて、今後の学業や仕事に生かしていきたいという述べ方をしてもよい。

いずれにせよ、指定された字数に注意して、絵の印象から、自己ピーアールや医療者になりたいという意志をアピールできるようにつなげる形に文章をまとめることが必要である。

今回のテーマのように絵画を用いたものでなくとも、何かしらのお題の下に、自分の長所や意思などを述べるという出題は今後もあると思われるので、自分の長所、短所、得意なこと、性格などを、一通り短い文章でまとめられるようにしておくと、小論文対策にも面接対策にも有効だと言えるだろう。

模範解答例

この「道」という作品は、草原を思わせる緑の大地に、土でできていると思われる一本の道が伸びている絵である。手前からまっすぐに伸びた道は、草原の中を堂々と、しかし舗装もされていないであろう素朴で自然な様子で貫いている。

この国の大半の人がそうであるように、私もこれまで両親や家族の庇護の下で不自由なく育ち、まっすぐに生きてきた。いま、進路を考えるにあたり、初めてとも言える人生の「岐路」を目の前にしている。この「道」という絵画で堂々と描かれている道は、まっすぐに見えるけれども、よく見ると奥のほうで小さな丘となり、右に曲がっていっているのがわかる。まさに私もこのように、今までの「まっすぐ」な道から、「曲がっていく」ところにあるのだと思う。曲がった先はどうなっているのか、そこに何が待っているのかはわからない。だが、きっと足元を見れば、素朴で自然な道が堂々と続いているのだと思う。この絵画全体の爽やかで明るい色彩からも、力強さとともに、この先にある「希望」を私は感じた。

今までは、道の上の小石も、大きな落とし穴も、拾ったり埋めたりしてくれる助けがあった。しかしこれからは、自分の力で足元を踏み固め、道を作っていかなければならない。また、医師を目指す者としては、これからは患者が歩いていくための道を作っていく立場なのだ。夢である医師を目指し、信念を持って、これから長く伸びる道を進んで行きたいと思う。

（596字）

杏林大学

解　答

30年度

出題者のネライ

受験生の医療に対する考えや、論理の展開力を見る。

書き方のポイント

　医療従事者を目指す者として、医療について知ることは大切であるが、言葉の知識など一般教養も身につけておくと便利である。医療現場では多くの人が働いていたり、患者として来院したり、ボランティアとして関わっていたりするので、さまざまな人のことを知り、立場を知った上で、コミュニケーションを円滑にするために、一般的な知識は役立つ。

　また、座右の銘がある人のように、中には特定の言葉を自分の人生や行動の目標として大切にしている場合もある。自己紹介などでも、「印象に残った言葉」「自分の好きな言葉」などを問われる場合が多い。したがって、ことわざや四字熟語についてまとめてある書籍などを読み、気に入ったいくつかの言葉について、書いたり、意味を答えられるようにしておいたりするとよい。面接などで質問される可能性がある場合は、そのことわざや意味以外に、なぜ、その言葉を選んだかを100字程度で答えられるように練習しておくとよいだろう。

　さて、「さわらぬ神に祟りなし」の意味は、あるものに関わらなければ被害が及ぶこともない、というものだ。その通り、怖いものや、人が触れて欲しくないものを見て見ぬ振りをすることで、物事がうまくいく場合もある。

　一方、面倒なこと、しなくてはいけないのに気乗りしないことなどを後回しにするなどして、「さわら」ないでいるとどうなるだろうか。

　医療従事者として考えてみると、患者や同僚の触れて欲しくないプライベートなどに触れないことは、「さわらぬ神に祟りなし」という状態であると言える。このとき、相手のプライベートや推察される気持ちを尊重することで、医療行為をスムーズに進めることができ、メリットであると言える。だが、するべき治療や、言うべき言葉などを先送りにして、結果として、病状や職場の人間関係などが悪化するのは、よくない意味で「さわらぬ神に祟りなし」の態度を実行した結果と言えるだろう。

　医療従事者としてこの2点をどう考えるかをまとめると解答が作成しやすい。

模範解答例

　このことわざについては、二つの面からとらえることができる。一つは、相手を尊重し、立ち入るべきではないところに触れないことで、適度な距離感のある関係を続けることができる場合などである。もう一つは、事態が荒立つとからといって、本当はしなければならないことをしなかったり、言わなければならないことを言わなかったりするなど、「事なかれ主義」と言われる行動をとることである。

　前者は人間関係を築くのに必要なものであるが、後者は事態を悪化させる可能性が高い。たとえば、仕事をするときに、食べ物の好みなど、相手と自分の意見の違いに納得できないことがあっても、仕事に影響がない場合もあるだろう。この場合は、わざわざ相手を自分の意見に同調させるよう働きかけるより、むしろ、「あなたはあなた、私は私」という態度で過ごすことが、相手との関係を保つのに役立つだろう。ところが、これが、仕事に関係のある事柄であると、「あなたはあなた、私は私」という態度ではいられない。よりよい仕事が

できるように、意見の食い違いから目を背けず、どこに落としどころがあるのか議論を重ねて見極めることが重要であると思う。

とくに医療従事者になれば、患者の治療方法に対する患者や同僚との意見の食い違いが出てくる可能性もある。このような場合でも、「言わない方が穏やかに収まるだろう」とか、「なんとかなる」とは思わずに、早いうちから密なコミュニケーションをとり、相手の意見をしっかり聞いておく必要がある。その上で、自分自身も納得して医療行為を行う必要があると思う。医療従事者は人の命に関わる仕事をしているので、患者や同僚の話をよく聞いて、納得できない場合は自分の意見を言い、説得を試みたり、よりよい治療法を探すなどの努力をしたりすることが重要であり、余計なことには「さわらぬ」としても、決して事なかれ主義につながるような態度はすべきではないと思う。(795字)

愛知医科大学

解　答

30年度

1日目

出題者のネライ
受験生の医療に対する考えや、論理の展開力を見る。

書き方のポイント
　イラストの中でもっとも共感できないものについて理由を答えるという問題であるが、医学部を目指す者に対する試験なので、医療人や医療に関係する解答を書く必要がある。
　図については、それぞれ①非現実的に高い期待をもつ、②自分は特別だと思っているが理由を説明できない、③誤った単位で幸福をはかる、④持っているものに慣れて、もっと欲しくなる（快楽に慣れること）、⑤悪くはないと良いを混同する、⑥不幸せであることに意味を見出そうとする、⑦他人が自分を幸せにしてくれることを望んでいる、⑧幸福を望むよりも失望をおそれる、⑨幸せは１人で追求するものだと信じている、⑩幸せのあとに苦しみがやってくると思っている、⑪自分の仕事の影響を実感していない、である。
　それぞれに最も共感できない内容があると思うが、共感できない理由について、イラストの内容の悪いところ（例えば、①の場合、現実が見えていないなど）ばかりを述べるのではなく、自分ならどうしたいか（例えば、①の場合、的確な自己分析をして今後の成長につなげたい）といった内容を書く必要がある。自分の共感できない理由を述べつつも、自己ピーアールにつなげていくのがポイントである。できれば、自分ならどうしたいかという部分を中心にして解答を作成するのがよい。また、タイトルについて、あまり長くなりすぎないほうがよいだろう。内容を簡潔にまとめる力は、さまざまな数値や状況を見つつ、結論を出さざるを得ない医療現場でも必要な力である。文章を読んで内容を踏まえた解答を書くという問題が出題されることもあるが、そのような問題でも同じ力が必要なので、日頃から新聞の社説の内容をまとめるなどの練習をしておくとよいだろう。

模範解答例
タイトル　⑨（自己中心的）

　私は⑨のイラストが最も共感できず、「自己中心的」とタイトルをつけた。イラストの説明では、幸せは１人で追求するものだと信じている、とあるが、実際はそうではないと思うからだ。例えば、私は高校時代、クラス委員として文化祭のクラス展示に取り組んだことがある。教室に展示物を置き、生徒が見に来た人に説明をするという形式のものだったが、もちろんクラス委員が１人でできるものではない。展示のアイデアはみんなで考えたものだったし、展示物も協力し合って作ったものだった。みんな精一杯頑張り、展示を成功させようという気持ちでクラスが団結していたこともあって、生徒審査で最優秀賞を取ることができ、幸せな気持ちを味わったが、これはみんなで勝ち取った幸せである。この例に限らず、幸せは１人では追求できないものではないか。なぜなら、私の思う幸せは、これが絶対に幸せである、と価値が決まっているものでもなく、その集団の中でよいと思える結果が出たときに感じるものであるからだ。また、どの人も、１人では生きておらず、さまざまな人とかかわ

りながら生活していることからも、幸せはみんなで求めるものだと感じる。私は将来、医師となって、患者さんや同僚の医療人たちとかかわっていく中で、コミュニケーションを重視し、その場でもっともよいと考えられる状態をみんなで実現していきたい。そういった仕事の中で、私の考える幸せは追求できるのだと思う。(597字)

近畿大学

解 答

30年度

前期試験A

出題者のネライ
テーマの設定力を見る。受験生の論理の展開力を見る。

書き方のポイント
「終活」とは、設問文にもあるように、「人生の最終末をどのように迎えるか」を考え、よりよい最期を迎えるための準備をすることである。ここで言う「準備」とは、自分が望むかたちの最期を迎えるために、そのときまでどう過ごすかなどといった精神的な面での準備と、家族など遺される人びとへの対応や、医療費などの社会的負担をどうするかといった物質的な面での準備という、大きく二つの面が考えられるだろう。前者としては、最後まで病院での治療を受けて病気と闘っていたいという考えや、治療を続けるよりも自宅で家族と過ごす時間を優先したいという考え、何よりも病気の苦痛を取り除きたいという考えなどがあるだろう。後者としては、遺産の相続に関わる手続きや家の整理、終末期に利用する病院や施設の検討、治療・介護を続けていくことを見越した経済的なやり繰りなどが考えられる。

この小論文では、「終活」に対する自分の意見と、現状を改善する方法を述べる必要がある。まず、自分が「終活」をどうとらえているかは、普段からマスコミで取り上げられるようになったこのような社会問題に関心を持ち、現状やそれに対する自分の意見を持つことが大切だ。ここでは「現状の改善」についても述べなければならないので、自分の見聞の中でマイナス要素を持ったものを挙げるとテーマに沿った内容が述べやすい。例えば、在宅介護を望む患者がいる反面、介護する家族の負担が大きくなること、病院での治療や施設での療養を受けると費用がかさむことが挙げられるだろう。また、地域や時期によっては入居希望者数に対して施設数が少ない、希望しても入居が叶わないといった状況も考えられるかもしれない。様々な原因によって、患者や高齢者本人の望む終末期が迎えられなくなることが考えられる。

厚生労働省の平成29年度版の「厚生労働白書」を見る限りでは、患者の意思を尊重した終末期医療のあり方や、保険料の負担のあり方、地域包括ケアシステムの強化など、課題は多いようだ。こういった内容は、インターネット上に公開されている白書などで確認しておくとよいだろう。小論文や面接ではもちろん、医療に関わる仕事を希望する者として知っておくべき、そして、自分なりの意見を持っておくべきテーマである。

模範解答例
終末期を迎える人にとって最も大切なのは、本人や家族が穏やかに過ごす時間をいかに多くできるかということだと思う。終活をして身の回りの整理をし、自分の意思をまとめておけば、個人の尊厳を守ることができるだろうし、家族や友人たちと語り合う時間が多く持てれば、互いの精神的な余裕につながり、やってくる死を穏やかに受けとめることができると思うからだ。しかし、本人が在宅介護を希望しても家族への負担が大きく、結果的に本人も家族も望んだ結果にならないこともあるだろう。そのような不幸を避けるためにも、家族だ

けで無理をして介護をするのではなくホームヘルパーや施設の手を借りることが気軽にできるような制度にすることや、家族に介護の仕方を教えるセミナーの開催など、社会全体でできることがあるのではないだろうか。また、医療者としては、本人たちの意思を汲み取るコミュニケーション能力の向上も必要になってくると私は思う。(396字)

関西医科大学 解答 30年度

出題者のネライ

文章の構成力、テーマの設定力を見る。

書き方のポイント

　日本は現在、65歳以上の高齢者が人口の20％を超えており、今後も人口における高齢者の割合は増えると言われている。また、2025年には団塊の世代が75歳以上となることから、医療現場でも高齢者に関する課題が増えてくると思われる。今回の問題のように、年齢を考慮して手術をすべきかどうか、適切に判断しなければならない場面も多くなる可能性が高い。
　今回の問題では、完治できる可能性と手術のリスクの両方から、どのような方法をとるべきか考えなければならない。手術で完治できる可能性が60％だとしても、手術によるリスクが30％あるとすれば、完治の可能性は必ずしも高いとは言えない。このような場合、まず患者や家族の考えが最も重要なものとなってくるだろう。
　問題文にある緩和医療とは、緩和ケアとも言われ、生命を脅かすがんなどの病気になった場合、治療が始まると同時に行われるもので、痛みをはじめとした患者が抱える身体面・精神面の問題などのケアをいう。このケアによって、患者のQOL（生活の質）を上げることができるのである。緩和医療の詳細については、厚生労働省などのホームページ等で内容を確認しておくとよい。
　問題に示された患者については、まず、手術における完治できる可能性や、「超高齢」であるためのリスクを説明しなければならない。その上で、本人や家族の気持ちを聞くことが必要だ。ただし、患者や家族にとっても難しい判断である場合は、医師としての意見を求められることがあるだろう。その場合も、これまでの患者の考え方や気持ちを考慮して判断を下す必要がある。たとえば、どんな方法でも試したいという姿勢の患者であれば、手術を勧めることもあるだろう。逆に手術は好まないという患者であれば、緩和医療を勧めたほうが、患者の残りの人生に有効であると考えられる。いずれにせよ、患者がより自分らしく生きられるために、医師として力を尽くす気持ちを大切にしたい。

模範解答例

　今回の患者さんは、手術をするのにリスクが30％あるという。その手術をして完治する可能性が60％なので、実際の可能性は40％くらいということになる。まずは、このことを患者さん本人や家族など、治療について意思を尊重すべき人たちに正直に告げ、どちらを選ぶのか尋ねてみたい。その上で、どちらを選んだとしても、患者さんがより高い生活の質を保ちつつ生きていけるよう、力を尽くしたいと思う。しかし、患者さんや家族も迷い、決めきれないこともあるのではないか。医師である自分に判断を委ねたいと言われることもあるだろう。その場合は、これまでの診察や治療などから感じた、その患者さんの考え方や気持ちを参考にしたい。例えば、どのような治療でも試してみたいという患者であれば手術を勧める可能性もあるが、手術は嫌いだという患者であれば、緩和治療を勧めるのが最善だと思う。また、緩和医療は終末期だけでなく、がんなど生命を脅かす病気だとわかった時点から、病気の治療と共に行うことができ、患者さんの生活の質をより高く保つために必要な治療である。したがって、手術を受ける場合でも緩和医療が必要かつ役に立つものであることは、いずれの場合でも患者さんに伝えておきたいと思う。（514字）

平成29年度

問題 と 解 答

杏林大学

小論文問題

29年度

「人生、思い通りにいかない」ということについて、800字程度で論じてください。

東海大学

問題　29年度

以下の文章にあるように、医療や生活に人工知能（AI）が活用される未来がすぐそこまで来ています。あなたは、このAIをどのように役立てようと考えますか。それとも逆に、恐怖心からAIの活用を躊躇しますか。500字以内で具体的に述べてください。

人工知能

　人工知能（AI）の進化が著しい。2016年3月、チェスや将棋より難易度が高いとされる囲碁の対局において、米グーグル社のAIが、世界最強といわれる韓国の李九段を4勝1敗の圧倒的強さで退けた。AIはプロ棋士の定石を覆す独創的で突破力のある手を繰り出し、観衆を驚かせた。「ディープラーニング（深層学習）」と呼ばれる人間の脳をまねた手法により、コンピューターは自らゲームの勝ち方や自動車の運転を学ぶ。AIは技術的特異点を突破し、今後爆発的に進化し我々の生活に関わってくると予想される。

　2015年10月30日、日本銀行の金融政策決定会合について、事前にほとんどのエコノミストが追加緩和を予想していた中、野村證券のAIは日銀が緩和に動かないことを見事に的中して見せた。AIは人ではとても読み切れない膨大な量の文章やデータを読み解き、感情や欲に左右されることなくルールに従って答えを導く。

　米国IBM社はAIを医療に活かそうとしている。患者の電子カルテを読み解き検査や治療法を提案したり、画像診断を助けたり、その患者にふさわしい臨床試験をマッチングさせたりもする。

　日本マイクロソフト社のAIは、「話し好きの女子高生」という性格を与えられ、LINEやTwitterで270万人以上の人とつながり日々大量に会話している。今風の言葉遣い、絵文字・顔文字を用いて、ときに小悪魔的な返答をしてくれるという。やがて、鉄腕アトムやドラえもんのような友人のできる日が来ることも、現実味を帯びてきた感がある。

　一方、問題も明らかとなりつつある。米国マイクロソフト社のAIはTwitter上で差別的で過激な発言を連発し、公開からわずか1日で運用を停止された。悪意のある複数のユーザーが、対話機能を悪用し不適切な発言をするように教え込んだことが原因とされる。また、前述の囲碁では1敗した対局において、AIがどうして誤った手を繰り出したのか分析するのは難しいという。逆に、AIの出した答えが結果的に正しくとも、その時点では人間には理解できないという場面も少なくない。

　AIに対する警戒心の根底には、いつか人間に制御できなくなるという恐怖心がある。しかしうまく使いこなせば、医療の質向上のみならず、様々な社会問題の解決に繋がる可能性を秘めている。

小論文解答用紙

左記の課題を読んで、記入してください。

(本紙をキリトリ線から切り離して提出しなさい)　　(この用紙の範囲内で横書きすること)

17TW1

愛知医科大学

（小論文1日目）

問題　　29年度

問題用紙

あなたが、インターネット上のサイトで次のような相談を見つけ、これに答えようと考えているとする。あなたならどのように答えるか、600字以内で述べよ。

「医学部を目指して浪人生活を送っています。医者になりたいと思ったきっかけは自分自身が心の病気をしたことです。将来は精神科医になりたいと思っています。ただ、心配なことがあるのです。私は小さい頃から死に対して恐怖心を持っていました。会ったことのない人でも訃報を聞くと怖くて夜も眠れなくなってしまうのです。こんなことでは医学部に進んでも、遺体を解剖できるのか、医師になっても患者さんにしっかりかかわれるのか、不安で仕方がありません。どうすれば恐怖心を軽減できるのでしょうか？」

受験番号

小 論 文 答 案 用 紙

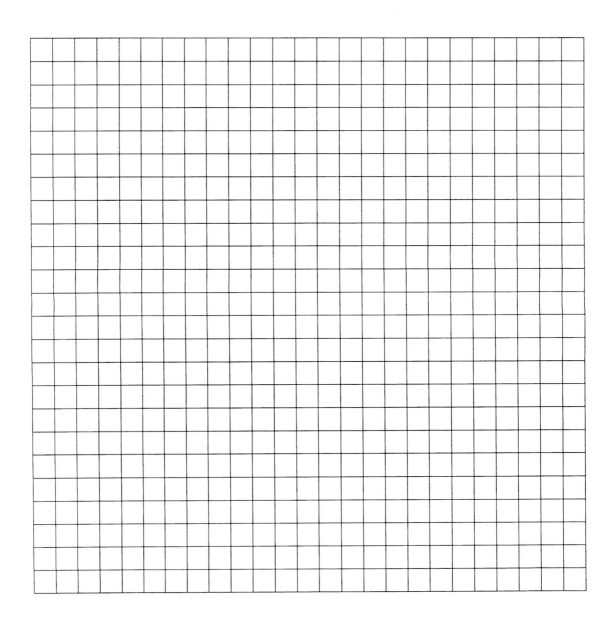

小論文（平成29年度一般前期）

オートファジーの研究で、2016年度ノーベル医学生理学賞を受賞した大隅良典氏は、「私は『役に立つ』という言葉がとっても社会をだめにしていると思っています。」と述べ、「役に立つ」ことが「数年後に事業化できることと同義語になっていることに問題がある。」と指摘しています。この発言に対するあなたの考えを述べなさい。

（注）横書きで400字以内にまとめること。

平成29年度 一般入学試験（前期）小論文課題

健康寿命について述べよ。

福岡大学

問題　29年度

次の文章を読み，下線部についてあなたの考えるところを600字程度で述べなさい。

　今一番つまらない考え方は，ものごとを「善悪」で決めることでしょうね。

　人道主義者という人たちは，何かあるとすぐに人道的か否かで分けるけれど，すべてのものの中には，人道的である部分と，非人道的で，独善的，利己的部分さえあるのです。ただ，それだけのことです。

　今の日本人の思考は，オール・オア・ナッシング（すべてか無か）になっているんですね。その中間にあるものの存在意義を認めようとしない。しかし，この世のすべてのものは，対極的なものの中間を漂っています。だから，最善とか最悪というものは，ほとんどないんです。

　私は，「存在するものはすべてよきものである」という中世最大の神学者，トマス・アクィナスの言葉を信じています。世の中に存在するものにはすべて役割があって，たとえば繊細な神経を使う人が役に立つ時と，いい加減で大雑把な人が役立つ時がある。つまり，他人の美点だけでなく，欠点のおかげで，という部分もあるわけですね。

　それで思い出しましたが，先日，ある方からお礼を言われて，びっくりしました。

　私は，盲人や車椅子の人々とキリスト教の聖地を訪ねるボランティアの旅を23年間続けたのですが，それに参加なさった方でした。参加者は，年齢も性別も，そして宗教も全然関係なく，健常者と障害者が同じ金額の旅費を払い，世話をする方にも，される方にも金銭の授受はいっさいありません。まったくのボランティアの善意が貫かれていた旅でした。

　あれは，ギリシャに行った時のことです。突然，どしゃぶりの雨が降ってきて，予定していた，山の上の修道院に行くか行かないかという話になりました。参加者の半数が目の見えない人や車椅子の人ですから，ボランティアの誰かが「やめましょうよ」と言ったんですね。それは，ハンディキャップのある人に対する労（いたわ）りからでした。濡れて寒くても，文句すら言えないような方もいましたから。ところが，私は，

「どうして行かないんですか？　そのために，ボランティアの人たちがきているんでしょう」

と言い張ったらしい。「濡れたっていいじゃないですか，一生に一度のことなんだ

もの，上まで担ぎ上げましょうよ」と思ったんです。

実は私が担ぎ上げるわけじゃないので，気楽に思ったことを口にしたのでしょうね。「でも，それで山の上の修道院まで行くことができて，もう夢のようだと思った。あそこまで連れて行っていただいて」

というお礼だったんですね。

冷たい吹き降りの中で実際に車椅子を担ぎ上げたボランティアの人たちからも，「あの時は，夢のような達成感があった」と言われたんです。だから，私のような言いたい放題の「感情の欠損症」も役に立つ時があるんだ，と思わずにいられません。

簡単に，「あの人はこうだから悪い」とか「あれさえなければいい」とか決め付けてしまう考え方は，ほんとうにつまらない。

人間も社会もみんな不完全なものだという認識があれば，自分とは考え方や生き方が違う相手を頭から否定したり，なじったりすることはないと思うので，そういう言い方に終始する人とは，どうも仲良くなれません。

私も子供のころは，どちらかというと相手と似ていることがいいことだと思っていました。しかし，年をとるにつれて，人間は違っていて，いろいろと異なった考えがあることのほうが面白く思えてきたんです。良いとか悪いとかの問題ではなく，世の中にはこんなにも違う人や社会が存在するのか，と思うと感動するんですね。

（思い通りにいかないから人生は面白い（三笠書房，曽野綾子著）より抜粋）

小論文解答用紙

杏林大学　解答

29年度

出題者のネライ

受験生の医療に対する考えや、論理の展開力を見る。

書き方のポイント

「人生、思い通りにいかない」ということについての考えを問う問題であるが、あくまでも、医療者を目指す者に対する試験であることを忘れず、医療に対する考え方に触れる必要がある。

「人生、思い通りにいかない」という言葉は、たいてい自分がやりたいと思っていたことができない、もしくはできなくなった場合に言うことが多い。たとえば、希望していた職場に就職できなかったり、思いがけず病気になったりした場合が挙げられるだろう。

前者については、希望していた職場でなくとも、希望していた職種であったり、興味が持てる仕事であったりすれば、自分が願うような働き方ができる可能性が高いと考えられる。したがって、「思い通り」にいかなかったことを悩むよりは、その状況でどのように働こうか考える方が建設的であり、結果として、願っていたような仕事に出会うこともあるといえる。

後者については、思いがけず病気になることのショックさや辛さを想像できる。身体的な辛さと共に、精神的な辛さを医療者として理解すべきであろう。もちろん、そのままの気持ちはわからないとしても、現在患者が「思い通りにいかない」と思っているのであれば、その気持ちに寄り添うことは欠かせない。そのような医療者の態度や、適切な治療によって患者の病気が治ることもあるだろう。患者が一度、「思い通りにいかない」と感じた気持ちが、病気の治癒によって変わったり、治療を続ける中で新たな目標を得たりすることもあり得る。

思い通りではないと感じても、人の考え方は変わるものである。自分の気持ちや、周囲の対応によって、辛い気持ちがそうではないものに変わることもある。そして、その後の生き方につながっていくのであろう。

これらのことをふまえて、「思い通りにいかない」ことの例→気持ちや周囲の対応で考え方が変わることがあるということ→結果として、自分の望むような生き方ができる、というような展開で書くと、解答を作成しやすい。指定の文字数が比較的多いので、より詳しい具体例を挙げるとわかりやすく、説得力のある文章になる。

模範解答例

自分が思い描いていた通りにならないことはよくある。たとえば、私は中学二年生のとき、陸上部でリレーの選手に選ばれていたのに、交通事故に遭って出場できなかったことがある。部活動ができるようになっても、しばらく練習を休んでいたこともあり、体が思うように動かなかった。結局、調子を戻すのに時間がかかり、三年生のときはリレーの選手に選ばれなかった。とても悔しかったが、陸上で有名な高校に入るという新たな目標を持ち、受験勉強に専念することができた。このとき、新たな目標を家族が応援してくれたり、先生方が指導してくださったりしたことで「思い通り」の高校に合格することができた。また、高校の陸上部で、大会当日に転倒して足を痛めた同級生がいた。ケガしたことを嘆いていて、部活に復帰するどころか、陸上までやめてしまいそうな雰囲気だったので、私や友人は、足の具合や陸上ができるかどうかなどを問うことができなかった。そこで、できることをしようと、彼の分も授業のノートをとって、わかりやすいように解説をつけるようにした。彼の退院後

の定期試験では、彼も含め、私たちの成績が軒並み上がったことは驚きだった。結果として、彼は陸上を辞め、宇宙について研究しようと受験勉強をしている。理由は、入院中、となりのベッドの大学生が物理学を専攻していて、宇宙について面白い話を教えてくれたことだという。一方私は、彼を担当した医師が、彼に親身に寄り添い、彼も信頼を寄せているのを見て、あのような医師になりたいという気持ちが高まった。高校入学時は、実績のある陸上部がある大学に進学したいと考えていた私たちである。そこから考えると、私も彼も「思い通り」の道を歩いていない。しかし、少なくとも私は、現在の自分は思い通りに生きていると感じている。このように人の気持ちは変わるので、「思い通りにいかない」という気持ちにとらわれないことが大切だと思う。（797字）

東海大学 解答

29年度

2月11日試験

出題者のネライ

文章を理解する能力と、受験生の医療に対する考えや論理の展開力を見る。

書き方のポイント

人工知能（AI）の医療での活用について、近年話題になっている。2016年には、人工知能のWatsonが患者の病名や治療法を助言したことが発表された。このWatsonは、膨大な論文の内容をもとに助言をすることができたとされる。

医療現場でこのような成果をあげたAIだが、今回の文章では、各段落で次のようなことが述べられている。「囲碁の対局」でプロ棋士に勝つ力をつけるのに「ディープラーニング」が役立ったこと、膨大なデータから日本銀行の金融政策を的中させたこと、医療に役立てようとする試み、会話を学ぶAIなどが紹介されたあと、AIのデメリットとして、悪意のあるユーザーが不適切な発言を教えたことで運用停止になったAIの話題や、囲碁ではAIが誤った場合の分析が難しいこと、人間では理解できない答えを出す可能性があることなどが述べられ、AIについて、「人間に制御できなくなる」という恐怖心が警戒を生むとも指摘されている。一方で、使いこなすことで社会に役立てる方法もあることが指摘されている。

役立てる方法としては、Watsonのような使い方が挙げられるだろう。しかし、AIが間違った場合、どうして間違ったのか分析しにくいと文章に述べられている以上、人間の医師が判断する際の補助的なものとしての使い方をすることも考えたい。補助的な使い方をすれば、制御できなくなるという心配も少なくなると考えられる。今回のテーマであるAIなどは、ニュースなどで話題になったこともあり、それぞれが持っている印象もあるだろう。各自の考えと、文章を読んで今回感じたことをあわせてまとめてもよい。

模範解答例

私は、人工知能を人間の医師が判断する際の補助的なものとして役立てたいと考える。2016年には、人工知能が患者の病名や治療法を助言したというニュースがあり、もうすでに医療の現場で役立った例がある。医療に関する論文は膨大で、それらの論文を全て読んで判断する時間は、現場で忙しく働く医師にはないだろう。そのため、膨大なデータを瞬時に分析できる人工知能は、医師が病名や治療法を判断する際に役立つのではないか。この点から、医療で人工知能を活用すればこれまで治療法が見つかりにくかった患者にも対応できる可能性が高まると思う。もちろん、人工知能が誤る原因を調べるのは困難だと言われている以上、人間の医師が判断する際の補助的なものとしての活用に限られるだろう。人工知能でも間違える可能性があるという認識を持ち、人間が最終的な判断をするという姿勢が、「いつか人間に制御できなくなる」という恐怖心をふくらませずに人間の役に立てられる方法ではないか。ただし、人工知能を活用する前提として、人間の医師も日々知識を新たにし、人工知能が提示した答えやその根拠について正しいのか間違っているのか判断できるようにする必要はあるだろう。（498字）

愛知医科大学

解　答

29年度

1日目

出題者のネライ

受験生の医療に対する考えや、論理の展開力を見る。

書き方のポイント

インターネット上の相談に答えるという問題であるが、医学部を目指す者に対する試験なので、自分の道徳観で答えたり、「そのような病気では医者は務まらないのではないか」といった否定的な解答や、反対に「気合いで恐怖心などどうにでもなる」というような精神論に沿った解答をしたりしないように注意する。あくまで、医療者として、相手の立場を想像して考えつつ、相手の感情に流されないようにする。

相談者は、「死に対して恐怖心」を持っていて、遺体の解剖や、患者と関わることについて不安を抱いている。その上で、「恐怖心を軽減」する方法を尋ねている。

まず、医療者として、遺体の解剖や患者とかかわることは避けられない。相談者の場合、遺体の解剖をすることで死を意識して怖くなることが考えられるが、これについては、避けることができない。また、患者とかかわる中で、今よりもっと死を身近に感じることもあるだろう。しかし、医療者としてかかわることで、患者を死から遠ざけられることもある。医療者として仕事を続ける中で、それまで持ち得なかった生死観を持つことも考えられる。将来的には、その生死観が、死に対する恐怖心を軽減する可能性もある。

将来に起こりうるこのような変化を考えれば、今の自分の姿にとらわれて、いたずらに恐怖心をあおることがないほうがよいとわかる。相談者は医学部に入学後、医療者になるべく勉強をするうちに死に対する気持ちが変わるかもしれないのである。その時々の状況に適切に対応するためにも、将来にはさまざまな可能性があると考えておくことが大切である。相談者については、不安を抱えつつも、今は医学部に入るための勉強に専念するのがよいと言えるだろう。

模範解答例

相談者は医学部を目指す浪人生で、医師になるのに欠かせない遺体の解剖や、患者とのかかわりに不安を感じている。相談内容は、不安のもととなっている死に対する恐怖心を軽減する方法を知りたいということである。私ならば、まず、医学部に入るための勉強に専念することをすすめる。なぜなら、相談者がどのようないきさつで恐怖心を持つようになったかも分からず、インターネットで相談内容を知っただけの私が、安易に軽減方法を考えることはできないからだ。一方で、相談者が精神科医になりたいという気持ちは明確である。私は、医師は人の生死に近いところで仕事をしていると考えている。そのため、相談者が医学部に入って医師になるべく学び、人の生死を間近に感じることで、相談者の気持ちに変化が起こることもあり得ると考える。さらに、医師になれば、仕事を通じていっそう深く人の生き方や死に方について考えることができるはずだ。その中で、恐怖心を軽減するような生死観にたどりつく可能性もある。そうなれば、相談者は医師としても仕事をやり遂げ、相談内容に

ついても自ら解決したことになる。そのため、まずは、相談者が自らの恐怖心を受け入れつつ、将来、医師として働く中で気持ちの変化が起こりうることを念頭に置き、現在は勉強を続けていくことが大切であることと、医学部で知識や経験を得る中で、この相談に対する答えを相談者自身が見つける可能性があることを答える。(599字)

近畿大学 解答

29年度

前期試験

出題者のネライ
テーマの設定力を見る。受験生の論理の展開力を見る。

書き方のポイント
　2016年のノーベル医学生理学賞の受賞者である大隅良典氏の研究について、振り返っておこう。大隅氏は東京工業大学栄誉教授で、オートファジーの仕組みを解明した。オートファジーとは、細胞内で合成された成分などを体内でリサイクルして、新しいタンパク質を得るのに役立てる機能のこと。食事だけでは足りないタンパク質を得る作用とされ、生命維持のために必要なものである。オートファジーの研究が進むにつれ、パーキンソン病などの神経変性疾患に関係があると言われるなど、注目を浴びるようになった。
　オートファジーの研究について、大隅氏は基礎研究として始めたと述べている。基礎研究とは、物質の成り立ちを解き明かすなど、これまでわかっていなかったことを明らかにする研究について言う。ただし、すぐに商品化されるなど数年のうちに事業化できることがわかっている研究ではない。しかも、基礎研究は長年にわたる粘り強い研究が必要になることもあり、その根幹には飽くなき探究心があることも多い。その代り、基礎的な部分の解明によって、その物質や作用の必要性がわかり、新薬や新しい治療法の発見につながる可能性もある。
　数年後という近い将来に目を向けたものではないが、人類が新しい知識を得る機会となる基礎研究の重要性は、ここにある。それを指摘したのが今回のテーマである大隅氏の発言だ。
　「数年後に事業化できること」はもちろん重要かもしれない。しかし、科学者が研究対象と向かい合うときの姿勢として、利益ばかりにとらわれず、興味を持って粘り強く研究することは、欠かせないものではないだろうか。医療分野でも、治療法の確立を急ぐあまり、疑問点に目をつぶったり、興味ややり遂げようとする気持ちを失ったりしてはいけない。医療における基礎研究とはどのようなものかを自問しつつ、解答を作成するのが望ましい。

模範解答例
　大隅良典氏は「役に立つ」を「数年後に事業化できること」と考えることに問題を感じている。私も、「役に立つ」ことを第一に考えると、オートファジーの仕組みを解明するような基礎的な研究をする研究者が少なくなると思う。オートファジーは細胞内の成分を再利用する機能であり、細胞の仕組みの一つである。現在ではパーキンソン病などの病気に関係があると言われ注目されているが、これは研究を進めるうちにわかったことであり、数年後に「役に立つ」ことを目的として研究したら、このような研究結果は得られなかったと思う。また、そのような研究を支えたのは科学に対する好奇心や探究心であろうし、その気持ちが科学者には必要だと考える。なぜなら、利益にとらわれない態度が、物事をより正しくとらえることができると思うからだ。医療分野でも、効果ばかりに注目せず、好奇心と探究心をもって疑問を解決し、やり遂げようとする気持ちが重要だと思う。（399字）

関西医科大学 解答

29年度

前期試験

出題者のネライ

文章の構成力、テーマの設定力を見る。

書き方のポイント

「健康寿命」とは、人生のうち、健康で日常生活に制限のない期間のことである。例えば、2013年時点で見ると、男性の平均寿命は80.21歳だが、健康寿命は71.19歳である。また、女性の平均寿命は86.61歳だが、健康寿命は74.21歳である。

平均寿命が長くても、健康寿命が短ければ、介護が必要になったり、寝たきりになったりして生活の自立度が低い期間を長く過ごさなければならなくなるだろう。「超高齢社会」となった現代の日本では、健康寿命を延ばすことが急がれている。

そのためにできることのひとつに、生活習慣病の予防がある。糖尿病などの病気は長期間の治療が必要であり、合併症などさまざまな影響が出る場合もある。こういった生活習慣病を予防すれば、高齢者になっても健康に問題なく生活できる期間が長くなると予想される。

また、生活の自立に欠かせないのが、足腰など、運動器の問題である。高齢者の中には、転倒して骨折したことが原因で、歩くことや、立つことに困難を感じるようになり、生活に影響を与えたり、介護が必要になったりする場合もある。このような運動器の障害を予防するためには、若い頃から適度な運動をするような習慣をつける必要があるほか、中高年においては、片足立ちやスクワットなどの運動が予防に役立つとされている。自立した生活ができれば、自分のしたいことをしたり、行きたいところに行ったりと、充実した時間が増えて生活の質を維持につながる。これらのことをふまえ、健康寿命についての説明とその対策をふくめて解答できるとよいだろう。

模範解答例

日本人の平均寿命は、男女とも80歳以上である。しかし、「健康で、問題のない日常生活を送れる期間」を表す健康寿命は70歳代前半にとどまっている。つまり、健康に何らかの問題を抱えて生活する期間が、およそ10年かそれ以上あるということである。もちろんその「問題」は人それぞれで程度が違い、不調を抱えながらも自力で生活できる状態の人もいれば、寝たきりで過ごす状態の人もいるだろう。その差はあれども、「生活の質」が下がるという意味では同じである。健康寿命が延びて平均寿命に近づけば、本人はもちろん、周りの家族などもより長い間、充実した生活を送ることができるだろう。平均寿命より、重視すべきは健康寿命なのである。その健康寿命を延ばすためには、高齢者になってからの心がけのほかに、若い頃から生活習慣病に注意したり、運動する習慣をつけて体を鍛えたりする必要がある。また、医療の現場でもかかりつけ医が患者に運動を勧めたり、生活習慣病を防ぐための食習慣を伝えたりといった工夫が必要であろう。超高齢社会となった現代では、高齢者本人のため、また、高齢者を支える若い世代のためにも、健康寿命を延ばしていくことが重要だと私は考える。（499字）

福岡大学 解答

29年度

出題者のネライ

文章を理解する能力とテーマの設定力を見る。

書き方のポイント

　文章全体の構成をつかんだ上で、下線部の意味を考える。初めに、ものごとを「善悪」で決める考え方をつまらないと思う理由を述べている。このなかで、すべてのものに「人道的である部分」や「非人道的」「独善的」「利己的部分」が含まれていると説明している。その上で、「今の日本人」の思考が偏っていることを指摘している。
　また、「存在するものはすべてよきものである」という言葉を挙げて、欠点も役に立つと指摘している。
　その具体例として、筆者が目の見えない人や車椅子を利用している人々とボランティアと旅をしたときのことが述べられている。この旅で、ギリシャの山の上の修道院に行くかどうかという判断をするとき、「言いたい放題の『感情の欠損症』」から、雨だけれども行こうと筆者が主張したこと、その結果、車椅子に乗っている人も修道院に行って「夢のようだ」と感じ、ボランティアの人たちにも達成感をもたらしたことが語られている。
　この例によって、「人間も社会もみんな不完全なものだという認識」を持つ意義に説得力を持たせている。そして、違っていることが面白く感じられるとまとめている。
　全体の構成をつかんだところで、下線部について考える。
　「この世のすべてのもの」と同じような表現に最後から2段落目の「人間も社会もみんな」がある。ここから、「人間も社会も」不完全であるという認識が筆者にあることがわかる。
　「対極的なもの」とは、「善悪」や「オール・オア・ナッシング」などが挙げられる。その中間を漂っているのだから、「不完全な存在が良いも悪いもないところにある」のである。そのため、「最善」「最悪」といった、「善」だけ「悪」だけということもほとんどないのである。
　これらをふまえて、自分が「善悪」によって決めることや、「人道的か否か」、「考え方や生き方が違う相手を頭から否定する」ことについてどう考えるか述べるようにする。
　医療者として仕事をする場合、職場には同僚や患者など、立場や考えが違う人たちがいて、その人たちと協力して行うことになる。「考え方や生き方」の違いを認めないような解答を避け、違いをどのように考えたら良いかに注目すると書きやすい。

模範解答例

　看護師として働く私の姉は、「楽天家」として有名で、「何を言っても怒らない」とからかわれたり、嫌な仕事を押し付けられたりすることもあるようだ。そんな姉のことを、この文章を読んで真っ先に思い浮かべた。姉は「楽天家」なのではなく、「最善とか最悪というものは、ほとんどない」ことを知っているのだと気づいたのだ。「厳しい」「怖い」と同僚が敬遠する看護師長のことも、「でも師長がいると、場が引き締まって皆がよい動きをするよ」と言い、押し付けられた仕事も「私はこれが苦手だから、練習になってちょうどいい」と言う。押し付けてきた同僚のことも、「この前は○○を手伝ってくれたから、悪い人ではないよ」と笑う。これこそが、この文章で筆者が述べていることではないだろうか。どんなに嫌な人でも、面

倒な仕事でも、それが「最悪」なわけではない。皆それぞれに「善」も「悪」も備えているが、欠点があるからこそ、それを補おうとして長所が生まれたり、周りの人がレベルアップするきっかけになったりするのだと思う。むしろ同じ価値観の人ばかりであれば、社会は偏り、何も生まれなくなるだろう。医療の現場では特に、患者は具合によって余裕をなくすこともあるだろうし、そのときの態度で偏見を持つことはあってはならないことだろう。医療者となったら、考え方や感じ方、それぞれの生き方が多様であることの重要性を考えながら姉のように働いていきたいと思う。(598字)

平成28年度

問題 と 解 答

平成28年度

日本医科大学

平成28年度　日本医科大学入学試験

小論文課題

　再生医療が注目を集めている。下の写真は、ネズミの背中で再生したヒトの耳である。再生医療について思うことを600字以内で述べなさい。

　この部分には、「背中にヒトの耳を再生したネズミ」の写真が図示されている。（編集上の都合により省略いたしました。）

平成28年度　小論文試験

東海大学

問題　28年度

　作家である中村真一郎は「雲のゆき来」の中で、以下のように述べています。その中で、世界人としてのあり方について述べていますが、医師としての世界人とは、どのような人だと思いますか。あなたの考えを500字以内で自由に書いてください。

　日本は且て一度も、世界文明の中心となったことはなかった。と云うことは自分たちの作りあげた価値を普遍的なものとして考える場所に身を置いたことがなかったと云うことである。

　日本は常に、世界文明の辺境に位置していた。長い間、中国の東夷（とうい）であったし、明治以後は西欧の田舎者だった。しかし、そうした位置にありながら、いや、逆にそうした位置を利用さえして、「普遍的人間」に自らを作りあげることができた人の数が乏しくない。

　私にとっての生活的な理想も、偏狭な意味での日本人となることではなく、日本人でありながら世界人たろうとすることである。それは幾つかの文明の調和の場所に自分を置き、自らのなかでその調和の仕事を追求することである。

―― 中村真一郎著　『雲のゆき来』（河出書房新社）抜粋 ――

小論文解答用紙

左記の課題を読んで、記入してください。

近畿大学 問題 28年度

小論文（平成28年度前期）

2015年度のノーベル物理学賞の受賞が決まった東京大学宇宙線研究所所長の梶田隆章氏は「純粋科学にスポットライトを当ててくれたことに感謝する」と語りました。この「純粋科学」とはどのような科学と考えますか。また、「純粋科学」がノーベル賞を受賞したことをどう評価しますか、あなたの考えを述べなさい。

（注）横書きで400字以内にまとめること。

問題　次の文章を読んで、以下の問に答えなさい。

〈知足者富〉——足るを知る者は富む。

紀元前五世紀、中国春秋時代に生きたとされる老子の思想のなかで、最も広く知られているのは『老子』第三十三章にあるこの一節です。何事においても足るを知って満足することのできる者が、本当の意味で豊かな人間なのだ——と、老子は説いている。

さらに、四十四章でも「知足」の大切さについて書いています。この四十四章を私なりに簡単に訳すと、ざっとこういう内容です。

地位や名声や財産と自分の体と、いったいどちらが大切だろうか。

得ることと失うことでは、どちらがより苦しみをもたらすだろうか。

名やお金に執着しすぎると、必ず心身を損なってしまう。無理をしてたくさん蓄えようとすると、もっと大切なものを失ってしまう。

その点、足ることを知れば人によって辱められる心配がなくなり、ほどよいところでとどまれる者は危い目に遭わずにすむ。心穏やかに長らえることができるのだ。

老子が道を説いてから二千数百年が流れましたが、足るを知ることが今ほど難しく、また必要とされている時代もないでしょう。

モノと情報があふれる社会のなかで、私たちは絶えず欲望をかき立てられ、過剰に求めるよう促されています。また、子供のころから人と自分を比べて競うことを強いられ続けてもいる。そんな社会で生きていれば、当然、心も体も疲弊します。気づいていないだけで、あなたの心身ももう限界だと悲鳴をあげているかもしれない。

地球全体へと視野を広げれば、先進国と呼ばれる国に住む人間の際限なき欲望が、それ以外の国の人々や他の生き物たちを追いつめ、環境を破壊しています。その結果、我が子や孫も含めた人類の未来さえ危うくしている。そろそろ「快楽の踏み車」から降り、足るを知ることを学ばなければ、本当に取り返しのつかないことになりかねないのです。

（中略）

老子のいう「知足」とは、単に我慢しろ、欲望を抑えろということではありません。モノやお金、名声や地位や他者の評価といった自分の外側にあるものに振りまわされるな。もっと自足して生きよう——とすすめているのだと思います。

外なる価値も人間にとって欠かせないものですが、外に求め、人に求めるほど、それらに人生を左右され、自分が自分の主人ではなくなってしまいます。だから、生きていくのに必要なだけあればいい、それ以上はいらないと、ついつい求めすぎる頭に自分自身でストップをかける。外的価値を高めようとあくせくしたり、他者の評価を気にしたりすることに時間とエネルギーを費やすのを、思い切ってやめてみる。

もちろん完全にやめることなどできはしませんが、やめようと努め、人生をコントロールする力を自分の手に取り戻していくことが大事なのです。そうしているうちに、財産や地位とは無関係の、命そのものがもつ輝きに目が向きはじめる。自分のなかにもその輝きがあることに気づき、今の、あるがままの自分も捨てたものじゃないと思えてくる。

これがあれば幸せになれると言われているものや、自分に欠けていると思うものを手に入れても、また次なる何かが欲しくなるだけです。それを続けている限り、幸せはいつもちょっと先にあり続ける。しかし、足るを知ったあなたは、もう鼻先にぶら下げられた人参を追う馬ではありません。今自分が手にしているもののなかにある喜びを、積極的に見いだしていけるようになるはずです。
（中略）
　足るを知ることが大事だと言っても、何もせず現状にとどまっていればいいというわけではない。老子は、〈知足者富〉のあとに〈強行者有志〉と続けています。強めて行う者は志あり——自分を励まし、志を持って努力を続けようと説いているのです。
　向上心や努力というのも、幸せに生きるうえで欠かせない鍵の一つでしょう。そして、その鍵を生かすためには、やはり前段階として、知足という言葉を胸に刻んでおく必要があるのだと思います。
　足るを知らなければ、ないものねだりと向上心を取り違えて、自分の身の丈に合わない高望みをしかねません。自分の心が本当に求めているのではない何かに向かって、間違った方向の努力を続けてしまう怖れもあるでしょう。
　一方、今の自分がもっているものに満足し、自分を肯定できる人は、周囲の意見やら見栄やら流行といったものに惑わされたり、人と比較して自分にないものを求めたりすることが少なくなります。それゆえ、自分の性格や能力に応じた目標を定め、今の自分にできる努力を正しい方向に積み重ねていくことができるようになる。
　まずは今あるがままの自分を受け入れ、そのうえで、よりよく生きようとする。知足と努力、この二つはセットになっていてこそ力を発揮するのです。
（中略）
　足るを知るとは、言い換えるなら、あきらめるということでもあるでしょう。ここで言う「あきらめる」は、単に「断念する」ことではありません。
　現在、「諦める」という言葉はマイナスのイメージで使われることが多いけれど、「明らかに見極める。事情をはっきりさせる」などの意味をもつ「明らむ」から派生した言葉です。「諦」という漢字にしても、もともとは仏教用語で、「真理を悟る」「道理を明らかにする」といった意味で使用されていたもの。物事の本質を見極めれば、つまらないことに固執しなくなります。おそらくそんなところから、「諦める」＝「思い切る」「断念する」という意味が生まれてきたのではないでしょうか。
　世界と自分自身をしっかりと見つめて、本当に大切で必要なものとそれほど必要ではないもの、自分に合っているものと合っていないもの、努力すればなんとかなることと努力してもどうにもならないこととを見極めていく。そのうえで、断念すべきことは潔く思い切り、自分なりの目標や夢に向かっていく。そういう広い意味での「あきらめ力」を磨くことが、幸せな人生につながっていくのだと思います。
　ところが今の日本では、欲望と狭義の「諦め」ばかりが幅をきかせている。自分の身の丈を越えて望み、もっともっとより多くを求める一方で、ちょっと失敗しただけで簡単に断念してしまう人がいかに多いことか。現状への不満を言うばかりで、「自分にはどうせ無理」と何もせずあきらめている人も少なくありません。
　ユニセフ（国連児童基金）の調査によれば、世界の経済先進国二十五ヵ国に住む十五歳を対象に「三十歳になったとき、どんな仕事についていると思いますか」とたずねたところ、「非熟練労働へ

の従事」と答えた割合が最も高かったのは日本でした。それも二位のフランスを１０％近く引き離し、５０．３％と飛び抜けていたそうです。

　確かに中学三年生にもなれば、幼いときのように無邪気な夢を語ってもいられません。社会の仕組みや自分の置かれた状況がある程度わかってきて、なんだか先が見えてしまったような気にもなるでしょう。しかし、わずか十五歳で「三十歳の自分は特定の技能や経験を必要としない仕事に就いているだろう」と冷めた予測をしてしまうのは、自らの手で可能性の芽を摘み取り、自分の将来を狭めてしまうことにほかならない。

　また、若い人たちと話していると、「ほどほどでいい」「そこそこでいい」という言葉をよく耳にします。一見、足るを知っての発言のように思えますが、最初から「ほどほど」「そこそこ」でよしとしているのだとしたら、やはり自分の人生をあきらめてしまっているに等しいでしょう。若いうちは、ときに自分の能力以上のことに挑戦することが大切ですし、そうすることで人は成長していくのですから。

加賀乙彦著　不幸な国の幸福論（株式会社集英社）２００９年１２月２１日発行
出題の都合により一部改変

問１．本文を２００字以内に要約しなさい。

問２．本文の内容について、あなたの考えを６００字以内で述べなさい。

岩手医科大学

問題　28年度

| 医学部 | 小論文 |

平成28年度　一般入学試験問題

次の文章は書家で京都精華大学教授の石川九楊氏の講演録である。よく読んで、「縦」と「横」のイメージに関するあなたの考えを自由に述べよ。ただし、600字以内で書くこと。

　皆さんは本日の講演のタイトル「縦に書け、縦に考えよ」をお読みになって、「一体何を言わんとしているのか」と訝しくお思いになったかもしれません。数学的に言えば、九〇度回転すると縦は横になり横は縦になります。事実、若い学者が『横書き登場―日本語表記の近代』(屋名池誠著、岩波新書)という本を書いていますが、基本的には、「縦も横も一緒」という発想です。

　しかし実際には、縦を九〇度回転させても横にはなりません。印刷活字で一般的な明朝体をよく見ればお気付きになると思いますが、縦画が太くて横は細いです。清の時代に卓越した書論を残した笪重光は、「筆の執使は横画に在り。字の立体は竪画に在り」、つまり、「筆の運用による文字のバリエーションは横画が作る。それに対し、縦画は文字を立ち上げる」「文字の横画と縦画は役割が違う」と言っているのです。(中略)

　さて、学生達に「文字は何に書きますか」と尋ねると「紙に書きます」と答えます。「では書いてみて下さい」と、私が紙の上部をつまんで持ち、そこに文字を書かせようとしても、土台が定まらず書けません。この時、紙は単なる紙切れのままです。

　次に、学生達に「机の上に紙を置き、その上に〝天〟という字を書いて下さい」と言うと、学生達は紙の中央より上の部分に〝天〟と書きます。しかし不思議なことに「紙の上に鉛筆を置いて下さい」と言うと、彼らは紙のほぼ中央に鉛筆を置きます。つまり、文字を書きつけようとする瞬間、紙は単なる紙ではなく、現実の世界とは別の「天と地を持つもう一つの世界」へ転化するのです。文字の書かれた紙は、逆さまにしても天は天であることから、もはや独立した世界です。作家などが書いた詩や小説を、「文学の世界」と表現することがありますが、その根拠は、「紙とは、文字を書かんとした瞬間、現実とは異なるもう一つの世界になる」ということからきています。

　更に言うと、学生達が文字を書いたのは紙切れではなく、「力を加えればそれに抵抗して支えてくれるもの」に対してです。要するに「対象世界」に対して書くのです。

(石川九楊講演録「縦に書け、縦に考えよ―縦と横の文化学―」『學士會会報』No.894より)

愛知医科大学

（小論文１日目）

問題

問題用紙

28年度

以下の判じ絵をみて次の問いに答えなさい

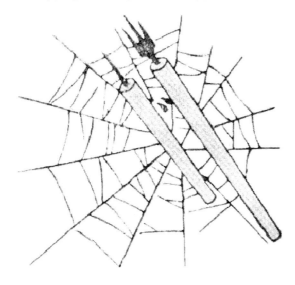

1）この絵は何を示した絵か推測し、その理由を１００字以内で書いてください
2）この絵に描かれた２つの素材を用いて「人を愛するということはどういうことか」を
　　５００字以内で書いてください。

福岡大学

問題　　28年度

　以下は、「プラシーボ効果」と「ホーソン効果」について述べた文章である。これらの効果が、なぜ疑似科学（科学を装った非合理な言説や考え方）と呼ばれかねない危険性をはらんでいるのか、具体的な例を挙げながら考えるところを600字程度で述べなさい。

　偽薬を与えても効き目がある現象を「プラシーボ（偽薬）効果」と言う。確かにその効果はあるのだが、なぜ効き、どれぐらい寄与しているかを定量的に実証できないという難点がある。非科学ではないが、科学として理由と効果の大きさが厳密に洗い出せないのだ。私の経験では、お腹が痛いと訴える娘に「良い薬だ」と言ってメリケン粉を与えたらケロッと直ったことがある。効くと信じて飲めば実際に効くように作用するのだ。そのため、開発された試薬が現実に薬効を示すかどうかの治験では、本物と偽物の薬二種類を全く同じ形で用意し、実験者にも被験者にも本物かどうか知らせないで効き目を調べる方法が採用されている（二重盲検法）。偽物であっても効き目が出るため、本物の効き目との差を出さないと本当の効能を確かめられないからだ。薬のタイプによる差異もあるから二重盲検法を数多く重ねないと、科学的に薬効が実証できたことにならない。（中略）

　プラシーボ効果を悪用した疑似科学が流行っている。マイナスイオンが体に良いとか、還元水が健康を維持すると聞かされると、本人もその気になって専念するので思わぬ効能が出るのである。何の変哲もない健康食品であっても、科学の専門用語を使い、権威者が太鼓判を押すと体に良く効くと思え、実際に効能が出る場合もある。（中略）

　偽薬であっても実際に効き目があるのだから、全否定はできない。しかし、注意すべきことがある。一つは、プラシーボ効果は人によって効いたり効かなかったりするから、すべての人間に適用できるわけではないことだ。他人に効き目があったとしても自分に効くかどうかわからないのである。もう一つは、プラシーボ効果は一過性が多く、また持続しない傾向があることだ。メリケン粉で腹痛が治るのは一回きりで、二度目には通用しない場合が多い。プラシーボ効果のみに頼るのは危険なのである。また、いったん効能を疑うと、これまで効いていたのにたちどころにプラシーボ効果は消えてしまう。

プラシーボ効果とは本質的に異なっているのだが，プラシーボ効果と誤解されやすいものに「ホーソン効果」がある。ホーソンという町で起こったことで，上位組織である郡の然るべき部署から調査が入ると知らせると，調査対象に指定された施設では通常以上の効率が上がったのだ。そこで，調査をするという通達さえすれば，優れた結果が出てくるという誤認が起こった。実際には，調査が入ると聞いて，労働状況や環境条件を改善し，作業員がせっせと熱心に働いたため，本来持っている以上の能力を発揮する結果となったに過ぎない。原因と結果——発端の調査の通告と最後の能力以上の仕事——だけしか見ないと，原因が結果を導いたように見えるがそうではなく，その間に隠れた真の原因があることを見逃しているという例である。

　社長が命令した，成績が上がった，という場合を考えてみよう。これを単純に因果関係だと誤解すると，命令さえ出せば成績が上がると誤認してしまう。その間に，命令に伴って働きやすい条件を整えたり，給料の査定法を変えたりしたというような真の原因が必ずあるもので，それを見逃すと会社を潰すことになりかねない。見かけの因果関係と隠れた部分にある真の原因とを腑分けしないと，間違った結論を得てしまう可能性があることに注意すべきなのである。

　病院で薬をもらって飲んだら早く治ったという場合でも，病気を早く治したいために生活習慣を改善したので薬が持つ能力以上の効果を上げたということがある。これもホーソン効果と言える。この場合，きちんと全体の状況を把握すれば，実は生活習慣の改善が良い効果をもたらしたことがわかるのだが，現象だけ——薬をもらった（原因），薬が良く効いた（結果）——しか見ないと薬の効果を過大評価してしまう危険性があるのだ。さらに，薬そのもののプラシーボ効果が加わるからいっそう誤解してしまう。

　プラシーボ効果とホーソン効果が混じると効能がいずれにあったかがわからなくなってしまう。疑似科学の高等手法である。

（疑似科学入門（岩波書店，池内了著）より抜粋）

小論文解答用紙

日本医科大学 解答

28年度

出題者のネライ

文章の構成力、テーマの設定力を見る。

書き方のポイント

再生医療や高齢者に対する医療といった、ニュースなどで取り上げられやすいものについては、日ごろから新聞やインターネットなどで知識を得ておくようにすると、このような問題に対応するときに有効である。また、「〇〇について思うことについて書け」というような問題については、対象のメリット、デメリットを知っておく必要があるので、ニュースなどを読む場合に、両者について整理しておくとよい。

再生医療は、幹細胞などによって臓器などを作り出し、患者に移植するなどして失われた臓器や機能を再生させるものである。現在はまだ充分に治療法が確立していないが、従来の治療法では治りにくかった病気や根本的な治療法がない病気について、治癒の可能性が期待されることから、今後いっそう研究が進む医療分野だと考えられる。既に行われている骨髄移植も再生医療であるといえるが、近年注目されているのは、ES細胞と、iPS細胞を使った再生医療である。

どちらの細胞も、さまざまな臓器や組織になることができる。そのうち、ES細胞は、胚性幹細胞と呼ばれ、受精卵から作られたものである。人工授精した際に予備のものとして取り置かれ、その後に廃棄されるものが多い「余剰胚」が使われているが、そのまま育てば、人間の赤ちゃんになるものであるため、倫理的な面で問題視されることがある。

一方、iPS細胞は人の体の皮膚や血液から作られる。自分の細胞を使ったときには拒絶反応が起こりにくいというメリットがあるが、がん化の可能性があるというデメリットもある。

今後の研究が期待される再生医療だが、メリットとデメリットを押さえて解答を考えると書きやすい。

模範解答例

再生医療は、これまで治療が困難とされた病気や根本的な治療法がないとされてきた病気が治癒する可能性が高まるものである。そのため、今後、より注目されると考えられる。特に、ES細胞やiPS細胞を使った再生医療は、現在では治療法が確立されていないが、どちらの細胞もさまざまな臓器や組織になることが可能であり、将来的には、機能や、そのものが失われた臓器などを再生して移植するという治療法も期待できる。しかし、問題がないわけではない。ES細胞は受精卵から作るため、倫理的な問題が議論される。人の体の皮膚や血液から作られ、自分の細胞を使って再生すれば拒絶反応が起こりにくいとされるiPS細胞も、がん化の危険性があるという問題がある。今後の研究により、これらと違った問題が出てくる可能性もある。再生医療について研究する場合、もし、研究者が成果を挙げることを急ぐと、問題点を充分に解決しないまま、患者への治療が始まってしまうおそれがある。結果として、患者の病気が治らなかったり、悪化したり、新たな問題を抱えたりと、患者の不利益につながることも否定できない。人々の期待の大きい再生医療であるが、期待されているからこそ、研究者は慎重に研究を続け、より安全性の高い状態で、新たな治療法として確立する必要がある。その上で、医療者が安心し、かつ自信をもって、患者に提示できるような状態になってから、実施されるのがよいと思う。(600字)

東海大学 解答

28年度

2月11日試験

出題者のネライ

受験生の理解力、文章の構成力を見る。

書き方のポイント

　文章を読ませて、要約をさせたり、意見を述べさせたりといった出題は、毎年見られるものである。この形式の問題に対応するには、国語の問題を解く場合などに、問題を解くだけのために文章を読むのではなく、気になる言葉の意味を調べたり、問題になっていない部分もしっかり読み込んだりするといったことが有効であろう。また、このような問題では、読み取った内容を、いかに医師としての理想やあり方につなげていくかがポイントとなる。
　「世界人」とは、「普遍的人間」であろうとする人で、最終文に述べられたような「調和」の仕事を追い求める人について言う。日本は、中国から見ても、西欧から見ても、辺境の地にあった。しかし、そのような場にいながら、複数の文明への理解を進め、世界で通用する人間になろうという人々がいる。それが、「世界人」だと言えるだろう。
　医師にとっての「世界人」とはどのような人か。狭い意味では、東洋と西洋の医学をどちらからも離れた立場から見て、うまく調和させられる人と考えられる。広い意味では、自分の育ってきた環境や常識にとらわれず、さまざまな環境や文化などを理解し、調和させることができる人が挙げられるだろう。相手の文化を理解しようと努めたり、立場の違う人たちがそれぞれの文化を理解し合えるように配慮したりすることも大切だと考えられる。これらをふまえて、解答を作成するとよいだろう。

模範解答例

　私は、医師としての世界人とは、自分が育ってきた環境や、それまで常識だと思っていたことにとらわれず、さまざまな環境や文化などを理解し、そのよいところを取り入れようと努める人だと思う。例えば、治療方針を決めるときに、自分の知識や経験だけから考えるのではなく、他の医師や看護師、その他の医療関係者のみならず、患者自身の思いや考えもよく聞いて、より適切な治療法を勧めることができるような医師のことだ。一見、世界とは関わりがないことのように思えるが、医師自身が心を開いて普遍的な人間になることは、結果として世界につながると考える。医師が、他の人たちの意見を取り入れて、よりよいと考える治療法を選ぶことは、文章中の「調和の場所」を見つけることにも通じると思う。そのような「調和の場所」は、信頼感や安心感を生む可能性が高く、患者も前向きに治療に取り組むことができるのではないか。そして、医師も自らの仕事に、よりやりがいを感じると思う。自分の考えとは違っていたり、初めて見聞きするものについて、理解したり受け入れたりすることが難しい場合もあるが、私は、医師としての世界人を目指して、努力を重ねていきたい。（495字）

近畿大学 解答

28年度

前期試験

出題者のネライ

テーマの設定力を見る。受験生の論理の展開力を見る。

書き方のポイント

　このような時事問題に関係する出題は、よく見られるものである。したがって、日頃から新聞などでニュースを確認し、内容を理解して、自分の考えをまとめておく必要がある。

　2015年のノーベル物理学賞の受賞者である梶田隆章氏の研究について、振り返っておこう。梶田氏は東京大学宇宙線研究所所長で、「ニュートリノ振動」という現象から、ニュートリノに質量があることを発見した。観測は岐阜県にある「スーパーカミオカンデ」で行われた。

　ニュートリノとは、素粒子の一種であり、それまでは質量がないとされてきた。「ニュートリノ振動」とは、電子ニュートリノ、ミューニュートリノ、タウニュートリノと三種類あるニュートリノが、別の種類のニュートリノとして観測されることである。この「振動」が起こるのは、質量があるからと考えられている。

　また、問題文には「純粋科学」という言葉が出てくるが、これは、基礎科学と言い換えられる。基礎科学とは、物質の成り立ちを解き明かすなど、科学の分野で大きな意味を持つ研究について言う。ただし、商品化されるなどして、すぐに人類の役に立つものになるわけではない。しかし、新たな研究結果から、人々は科学や、科学で明らかにされた分野について、新鮮な衝撃を受ける可能性がある。また、科学を学ぶ若者の基礎知識が増えることで、将来、商業的に役に立つようになることが予想される。

　目先のことばかりにとらわれず、慎重に、かつ、丁寧に研究をすることが望まれるのは、医療分野でも同じである。たとえば、再生医療の分野では、治療法の確立を急いで、再生に使う細胞のがん化などの問題を置き去りにすれば、実際に治療が始まったときに、患者の不利益が生じるであろうことは、考えればすぐにわかることである。

　医療分野でも他人事ではない内容であると認識しつつ、解答を作成するのが望ましい。

模範解答例

　梶田隆章氏は、ニュートリノに質量があることを発見し、ノーベル物理学賞を受賞した。このように、物質の構成にまつわる研究のような、科学的には大きな意味を持つが、人類の役に立つようなものを作るために、役立つのかどうかはわからない研究が「純粋科学」だと思う。このような「純粋科学」がノーベル賞を受賞すると、ニュートリノについて知る人々が増える。さらに、子どもが科学に関心を持つことにつながれば、今後、科学者を目指す人も多くなり、「純粋科学」だけでなく、病気の治療や、新たな薬といった、人類の役に立つ分野の研究者も増えるのではないか。今回のニュートリノの研究について、新聞やインターネットのニュースで学び、「スーパーカミオカンデ」という施設や、研究に関わる多くの人々の存在が欠かせないことがわかった。この「純粋科学」のノーベル賞受賞によって、研究者が増え、さまざまな分野の研究が進むとよいと考えている。（396字）

獨協医科大学 解答

28年度

> **出題者のネライ**
>
> 受験生の理解力、文章の構成力を見る。

> **書き方のポイント**
>
> まず、文章全体の構成をつかむ。最初は、「知足者富」についての解釈が述べられている。この言葉は『老子』にある言葉であり、地位や名誉や財産にこだわりすぎると体を壊しやすく、大切な健康を失ってしまうと解釈できる。この言葉について、筆者は、「モノと情報があふれる社会」にあっては、「足るを知る」ことが難しいと述べている。先進国の人々の欲望は、環境破壊につながり、結果として、人類の存続が危うくなる可能性すらあるというのである。
>
> 次に筆者は「知足」について、「自分が自分の主人」であるために、「自分の外側にあるもの」に過剰な影響を受けないことを勧めている。「知足」によって、ありのままの自分を受け入れられたり、今あるものに喜びを見いだせたりするようになるというのである。
>
> その上で、筆者は「強行者有志」という言葉を加えている。この言葉は、努力を続けることの大切さを述べている。「知足」によって、「ないものねだり」や、「身の丈に合わない高望み」をせず、見栄を張るようなこともなく、自分に合った目標を決めて、努力をすることができるというのである。
>
> ここで、筆者は「足るを知る」を言い換えて、「あきらめる」という言葉の意味について述べている。筆者の言う「あきらめる」とは、物事を見極め、本質と関係のないことにこだわらなくなることであるという。具体的には、自分に合っていないものや、努力でどうにもならないものにこだわらないことが、自分に必要な努力をしていくこと、そこから導かれる幸せにつながるのだという。
>
> 一方で、現代では、少しの失敗でやめてしまう傾向があることや、ユニセフ（国連児童基金）の調査によるとして、日本の十五歳のうち、三十歳になったときに「特定の技能や経験を必要としない」仕事をしているだろうと考えている割合が、他国に比べて極めて高かったことが述べられている。筆者は、これらの傾向について、若者が挑戦することが大切であると述べている。
>
> これらの内容を踏まえて、問1. 問2.の解答を作成する。

> **模範解答例**

問1．「知足者富」は自分の外側のものに振り回されないことの大切さを、「強行者有志」は努力を続けることの大切さを教える言葉だ。「知足」は、自分に合った目標へと努力をすることにつながる言葉で、「あきらめる」と言い換えられる。「あきらめる」とは、物事を見極め、本質と関係のないことにこだわらなくなることだ。現代では、少しの失敗でくじける若者がいるが、挑戦することが大切であり、成長につながっていく。（193字）

問2．現代はモノや情報があふれており、ありのままの自分を認めたり、今持っているものに幸せを感じたりすることが難しい。しかし、人の持っているものや、努力ではどうすることもできないものを得ようとして努力するのは、あまりよいことではないと感じる。なぜなら、人の持ち物は変化するし、努力で得られないものを得ようとしても、努力が実るとは思えない。筆者が言うように、「知足」によって、ありのままの自分を認め、自分

にはどのような分野が合っていて、力を発揮するためには、どのような努力をすればよいか目標を立てて、行動するほうが、成果が得られやすいと思う。確かに、一つの分野で技術を磨いたり、経験を積んだりすることは時間がかかるし、苦労も多いかも知れない。それでも、自分についてよく考え、適切な目標を立てて努力している場合には、自分の仕事に役立つ技術や経験に基づく判断力などが身についているはずだ。医師を目指す上で、私は、「知足」によって、自分に合った目標を定め、それに向かって努力していきたい。私は将来、知識と技術を身につけて、同僚や患者に対して思いやりのある、信頼できる医師になりたいと考えている。どのような分野が自分に合っているのか、まだわからないが、医学部での勉強の中で真剣に考えたい。時には、自分の能力以上のものに対して挑戦しなければならないこともあると思うが、自分の成長する力を信じて努力をつづけたいと考える。(599字)

岩手医科大学　解答　28年度

出題者のネライ

受験生の理解力、文章の構成力を見る。

書き方のポイント

　まず、文章全体の構成をつかむ。最初は、「縦」「横」について、「縦も横も一緒」であるという考え方を紹介している。第二段落では、「しかし」という逆接の接続詞を用いて、実際に文字などの縦線を九〇度回転させても、横線にならないことを述べている。その、「縦」「横」の線の特徴について、「横」が「文字のバリエーション」を作り、「縦」が「文字を立ち上げる」という説を使って、役割の違いを説明している。

　(中略) 直後の第三段落では、土台がしっかりしていないところでは、紙はただの紙切れであり、文字を書けないことを述べ、第四段落では、「天」という文字を書くことを例に挙げ、文字を書くときに、紙は上や下が決まった一つの世界になるとし、その考え方を文学の分野に広げて、現実とは違った「現実とは異なるもう一つの世界」になると述べている。最終段落では、紙に文字を書く場合、「対象世界」に対して書いていることを付け加えている。

　構成をつかんだら、筆者の考える「縦」と「横」のイメージを読み取る。「縦」とは、「文字を立ち上げる」ものである。文字の土台をしっかりさせるものと考えてもよいだろう。一方、「横」は「バリエーション」を作るものであり、一つの文字をさまざまな印象を持つものに仕上げる、柔軟性のあるものだと考えてよいだろう。

　つまり、「縦」とは、基本的な土台を作り、そのものを安定させる部分とも言える。「横」は、個々の場合に応じて、柔軟に描くことができる部分とも言える。土台をしっかり立ち上げた上で、柔軟に考えることの大切さを感じ取ることができるだろう。

　これらの内容を踏まえた上で、医学部の試験であることから、理想の医師像や、自分が医師になった場合にしたいことなどについて述べるようにすると、解答が作成しやすくなる。

模範解答例

　私は、「縦」とは、物事が崩れないように組み立てる部分だと考えた。例えば、建築物でいうと、柱や壁といった部分だ。一方で、「横」とは、個々の情況や考えなどによって、柔軟に変化できる部分だと考えた。建築物でいうと内装などのデザインである。「縦」と「横」どちらも重要だ。どんなに素晴らしい内装の家でも、柱がしっかりしていなければ崩れてしまう。しかし、どんなに頑丈な建物でも、内装が味気ないと、住人は幸せな気分になれないかもしれない。「縦」と「横」という発想は、医療の世界でも重要だ。例えば、知識や技術は「縦」の部分だと考えられる。治療法については、十分に説明し、患者が納得できる方法で行っても、患者ごとに気持ちが違うことが考えられるので、柔軟に対応しなければならないという点で、「横」の部分だと考えられる。もちろん「横」の部分をいかすためには、「縦」の部分がしっかりしていることが条件である。つまり、医師にとって、最も大切なことは、しっかりと知識や技術を身につけた上で、患者の気持ちや立場に寄り添い、より納得できる治療法が選べるように、柔軟に対応していくということだと思う。患者のことを思いやり、寄り添うことで、医師との信頼関係が生まれる可能性が高く、また、信頼できる医師と、納得できる治療法によって、患者の治療に対する気持ちもより前向きになる。私は、「縦」と「横」両方を使える医師を目標に励みたいと思う。(599字)

愛知医科大学 解答

28年度

1日目

出題者のネライ

文章の構成力、テーマの設定力を見る。

書き方のポイント

問題に挙げられた「判じ絵」とは、江戸時代に流行したなぞなぞのようなものである。一枚の絵にさまざまなものを描き、一つの言葉などを表そうとするものである。解読には、それぞれのものの名前を組み合わせるなどする。的確に解くためには、描かれたものにとらわれず、そのものの名前に注目することが重要である。ここでは、「きり」が二本と、「クモの巣」、そして「二本目のきり」の横に「濁点」が描かれている。これらを組み合わせると、「きりぎりす」となる。

2)の「人を愛するということはどういうことか」について考える時には、描かれているもの本来の使い道や特徴に注目すると、解答が作成しやすい。「きり」は、穴を開ける工具であり、先端が鋭い。「クモの巣」は、糸が細く、やわらかいが、かかった相手をからめとる力がある。これらの特徴を元に、解答を作成する。その際には、医療者としての仕事に対する姿勢を示すようにするとよい。

「きり」の鋭さについては、肯定的な意味で取れば、「問題部分に素早く到達する」というような問題解決力が考えられる。人を愛するからこそ、感情におぼれず、素早く問題を解決して相手の苦痛を和らげたい、という解答も考えられる。否定的な意味で取れば、「真実だからといって、鋭く刺せば相手を傷つけてしまうので、相手の意見や立場に寄り添うのが愛情だ」という書き方もできる。

「クモの巣」については、肯定的に取れば、「相手から見えないような気遣いで、相手の状態をコントロールする」というような意味も考えられるだろう。あからさまに愛情を示すのではなく、医療者として、患者をさりげなく見守り、危険な状態になることを避ける、という解答も考えられる。否定的な意味で取れば、「いくら医療の専門家であっても、束縛することで、患者の考える自由を奪ってはいけない」という書き方もできる。

これらのことをふまえて、「人を愛するということ」、ひいては、医療者としての自分の姿勢を示すようにする。

模範解答例

1) この絵は、きりぎりすという言葉を示したものだと推測する。理由は、きりが二本あり、二本目のきりに濁点がついているため、「ぎり」と読めること、きりの後ろにクモの巣があり、「す」と読めることである。(96字)

2) きりは、鋭く尖った先端部分で穴を開ける工具である。もし、人と話をするときに、きりのように鋭い言葉を使ったらどうか。相手の心に穴をあけ、苦しめてしまうかもしれない。たとえ真実を伝える言葉であっても、相手に対して愛情があるのなら、そのような言葉は避けるのがよいと思う。また、クモの巣は細い糸ではあるが、かかった相手を束縛

して、自由を奪ってしまう。いくら大事な相手であったり、専門家である自分に任せて欲しいと思ったりしたとしても、相手を束縛して、自由に考えたり、動いたりできないようにするのは、自己中心的であると思う。これらは人を愛することではない。人を愛するということは、相手の気持ちを思いやり、相手の考えを尊重することだ。この愛のあり方は、恋人や家族に限らないと思う。例えば、職場の同僚や、仕事で関わる全ての人についても当てはまるだろう。特に、医療の分野では、相手に対して愛をもって接することが重要だと思う。命を扱うものとして、同僚の意見を聞いたり、患者の置かれた立場を理解したりして、患者の納得できる医療行為を行ってこそ、同僚や患者と信頼関係が築け、患者にとって、よりよい効果が得られると思う。(497字)

福岡大学 解答

28年度

> ### 出題者のネライ

文章を理解する能力とテーマの設定力を見る。

> ### 書き方のポイント

　まず文章全体の構成をつかむ。初めに、「プラシーボ効果」について、娘の腹痛とメリケン粉という具体的な例をあげて説明されている。「プラシーボ効果」とは、メリケン粉のような、薬効がないはずのものを偽薬として与えられた患者が、あたかも薬の効き目があったかのように症状が改善してしまう、というものである。筆者は「効くと信じて飲めば実際に効くように作用する」と述べている。このような偽薬は、「開発された試薬」の効能を確かめるときに用いて、「開発された試薬」の本当の効能を知るために利用されるという。
　さらに、マイナスイオンや、還元水という具体例を挙げて、「プラシーボ効果を悪用した疑似科学」について説明している。ここでは、専門用語や権威者の言葉などによって効果を信じるようになり、実際に効能が出る場合があることも説明している。
　このようなプラシーボ効果について、「全否定はできない」と筆者は述べるが、プラシーボ効果は人によって効果の出方が違うこと、一度目は効いても二度目は効かない可能性があること、疑いを持つことで効果が消えてしまうといった、デメリットを述べている。
　次に述べられるのが「ホーソン効果」である。この例として、「上位組織」から「調査が入る」という知らせがあることで、作業員が熱心に働くようになり、優れた結果が得られるということが挙げられている。一般的に「ホーソン効果」は、期待されることで、実際に考えられる効果以上の結果を出せることを表すものだが、筆者は、この効果について、原因と結果を見るだけではなく、その過程にある、「働きやすい条件を整えたり、給料の査定法を変えたり」という「真の原因」を見逃すことが、間違った結論につながると指摘している。
　この「ホーソン効果」については、病気についての例も挙げられている。病院でもらった薬を飲んだことで病気が治ったという出来事では、実は病気を治すために「生活習慣を改善」していたというような、全体の状況を把握する大切さも述べている。全体を把握しないと、薬効の大きさを見誤ってしまう可能性があるというのである。
　「プラシーボ効果」や「ホーソン効果」は、全体の状況や真の理由を把握しないと、効能を見誤らせてしまう危険性がある。このことをふまえて、述べるようにする。

> ### 模範解答例

　以前、転んで泣いている弟に、薬だと言ってラムネ菓子を渡したことがある。弟は痛みが治まったと言っていたが、これは「プラシーボ効果」と言えるのではないか。また、中学校のマラソン大会で、担任の教師から「あなたはよく練習していたから、きっといい順位がとれるでしょう」と言われ、気持ちが高まり、自己最高の順位でゴールできたことがある。これは「ホーソン効果」と言えるだろう。これらは、医療現場でも有効だと考えられる。医師が信頼できる人物であれば、彼から処方された薬はより効果があるように感じるだろうし、医師の期待に応えて早く病気を治そうと環境を改善するおそれがあるからだ。それによって、より早く病気が治るのであれば、よいことだと思う。しかし、実際にはそれが「プラシーボ効果」や「ホーソン効果」を含むものだと理解していなければ、薬や権威について誤った

認識を持ってしまうかもしれない。薬や治療の効果を過信する場合もあれば、権威ある医師による治療でなければ病気を治すことはできないと思い込む可能性すらある。治療の効果があった場合には、それに「プラシーボ効果」や「ホーソン効果」が含まれる可能性を理解し、全体の状況を把握して、その効果の真の原因を見分ける必要がある。それにも関わらず、あたかも誰にでも効果があるように扱うことで、「プラシーボ効果」や「ホーソン効果」が、疑似科学であると呼ばれてしまう危険性があると思う。(599字)

平成27年度

問題と解答

杏林大学

問題　　27年度

小論文問題

「うそも方便」ということわざについて、800字程度で論じてください。

東海大学

問題　　　27年度

　下の文章は、小説「赤毛のアン」の終盤における有名な一節です。アンが奨学生として決まっていた進学を諦め、老いた養母のもとに残って教師になることを決心した場面で、アンが養母に語ったものです。これを読んで感じたことについて、具体的な例や経験を交えて述べてください。

「いま曲がり角にきたのよ。曲がり角をまがったさきになにがあるのかは、わからないの。でも、きっといちばんよいものにちがいないと思うの。それにはまた、それのすてきによいところがあると思うわ。その道がどんなふうにのびているかわからないけれど、どんな光と影があるのか―どんな景色がひろがっているのか―どんな新しい美しさや曲がり角や、丘や谷が、そのさきにあるのか、それはわからないの」

　　　　　　　　　　　モンゴメリ著　村岡花子訳『赤毛のアン』（新潮文庫）抜粋

小論文解答用紙

左記の課題を読んで、記入してください。

日本大学

問題　27年度

平成27年度一般入学試験

受験番号

小論文課題

　「自立」ということは、人々の心を惹きつける標語として、長い間その地位を保ち続けているようである。時代によって、そのような標語は変化するもので、かつては「滅私奉公」などというのが幅をきかせていたが、今は評判がよくない。「自立」は、その魅力をなかなか失わずにいるようである。しかし、どのような有難い標語でも、それが人気と共に一人歩きをはじめると、不都合なことも生じてくると思われる。

　いつぞや、こんなことがあった。幼稚園の子どもで言葉がよく話せないということで、母親がその子を連れて相談に来られた。知能が別に劣っているわけでもないのに、言葉が極端におくれている。よく話を聞いてみると、その母親は、子どもを「自立」させることが大切だと思い、できる限り自分から離すようにして子どもを育てたとのことである。夜寝るときもできるだけ添寝をしないようにして、一人で寝かせるようにすると、はじめのうちは泣いていたが、だんだん泣かなくなり、一人でさっと寝にゆくようになったので、親戚の人たちからも感心されていた、というのである。

　このようなとき、その子の「自立」は見せかけだけのものである。親の強さに押されて、辛抱して一人で行動しているだけで、それは本来的な自立ではなく、そのために言葉の障害などが生じてきている。このときは、そのことをよく説明して、母親が子どもの接近を許すと、今までの分を取り返すほどに甘えてきて、それを経過するなかで、言葉も急激に進歩して、普通の子たちに追いついてきたのである。

　自立ということを依存と反対である、と単純に考え、依存をなくしてゆくことによって自立を達成しようとするのは、間違ったやり方である。

出典：河合隼雄「こころの処方箋」1998年6月1日発行　新潮文庫　p94－p95

【課題】著者は、なぜ「自立ということを依存と反対である、と単純に考える」ことが間違ったやり方であると考えるのか。上の文章の事例から考えられることを基に説明し、「自立」ということについて、あなたがどのように考えるか741字以上800字以内で論述しなさい。

受験番号

No. 1

近畿大学

問題 27年度

小論文（平成27年度前期）

最近、日本から海外へ留学する若者が減っていると言われています。
海外留学や海外で生活することの意義について考えるところを述べてください。

(注) 横書きで400字以内にまとめること。

関西医科大学

問題　27年度

平成２７年度　一般入学試験（前期）小論文課題

超高齢化社会と医療について

愛知医科大学

（小論文1日目）

問題　　　27年度

問題用紙

「顔」というテーマで600字以内で述べよ。

杏林大学

解　答

27年度

出題者のネライ

受験生の医療に対する考えや、論理の展開力を見る。

書き方のポイント

「うそも方便」とは、「目的を達成するためには、うそをつくことが必要な場合もある」という意味のことわざである。ここでは、医療者を目指す者に対する試験であることから、医療現場での「うそ」について考えていく必要がある。

そのためには、医療の目的はなにかを取り違えないようにする。医療行為は、患者の健康にとって、科学的によい結果を生むと考えられるから為されるものである。したがって、患者にとって悪い影響を与えることは行わないほうがよいということは、すぐに考えつく。つまり、「真実」を言ったために、患者に悪い影響が及ぶ場合、「うそ」をつく必要があるというのである。

では、どのような「真実」が例として考えられるか。たとえば、がんなどの病気の場合、患者にとって病名を告げられることは精神的な苦痛を強いられることであることが多い。だからといって、「がんではない」などとうそをついて告げないわけにはいかない重大な真実である。したがって、医療者は患者がどのようなストレスを受けるか、どのように感じるかを想像して、慎重に対応しなければならない。告知する場合には、医療者も適切に対応できるか不安になるかもしれないが、そのような様子を見せることは患者に余計な心配をさせることにもなる。だからこそ、医療者は落ち着いた態度を取り、患者の心に寄り添う余裕を持ち、今後の治療についてわかりやすく説明する必要がある。このように、医療者の「うそ」とは、患者にとって都合の悪い真実を隠すためではなく、患者が真実を受け入れて安心できるためのものでなければならない。

医療に関する「うそ」については、「プラシーボ効果」というものもある。効果のない薬品（偽薬）を患者が服用するなどした場合に、「この薬は効く」という思い込みから精神安定などの効果が得られる現象のことである。この「プラシーボ効果」と同じように、「この医者は信用できる」という患者の気持ちは、実際には薬のような効果がないまでも、より治療の効果が得られる結果を生む場合があることを忘れてはならない。

模範解答例

医療を行う目的は、患者の体をより健康に保つこと、あるいはより健康な状態にすることである。そのような重大な目的があるだけに、医療の現場では、医療者が緊張するような場面に立ち会うこともあると考えられる。たとえば、がんのような、多くの人が亡くなっている病気の場合、病名を患者に告知する医師も緊張する可能性がある。しかし、医師は緊張している様子や、落ち着かない様子を患者に見せてはいけないと私は思う。そのような医師の本当の姿を見せることが、告知を受ける患者にとってよい影響を与えるものとは思えないからだ。患者の立場から考えれば、これまでの体調不良に対する不安や、度重なる検査などで、精神的、肉体的な疲労があるところに、がんという病気であると告げられるのである。そのときの患者の精神的苦痛は想像するに余りある。だから、告知する医師が緊張していたり、落ち着かなかったりすると、患者は余計に気分が落ち込んだり、動揺してしまう可能性があ

る。そのほか、これから行う手術や、検査結果の説明をする際にも、医療者が緊張して不安そうな顔をしていれば、患者の気持ちもいっそう落ち着かないものになってしまうと思う。したがって、医療に従事する者は、自分が緊張していても落ち着いた態度で話し、患者の心に寄り添う余裕を持つことが重要である。医療者が落ち着いていれば、患者はその医療者が話す治療についても耳を傾ける気持ちになる可能性が高く、また、医療者や医療機関に対する信頼感は、その後の治療やリハビリテーションにおいても、患者が自信を持って臨むことにつながる。患者の自信が、治療などの際の精神的な負担が少なくなることにつながれば、よりよい効果が得られる結果にもなりやすい。したがって、医療者のつく「うそ」とは、真実を知る患者を不安にさせないための環境作りのために使われるのが望ましいと考える。
(778字)

東海大学 解答

27年度

2月8日試験

出題者のネライ

受験生の読解力を見る。

書き方のポイント

『赤毛のアン』は、孤児院から老兄妹に引き取られた少女アンの成長や人生を描いた作品である。近年では、訳者の村岡花子がドラマの主人公に取り上げられ、話題となった。

この課題文は、説明文と課題文から、「曲がり角」の意味をつかむこと、その意味と具体的な行動や、自分の経験から得たことを関係づけることが重要である。

説明文から、アンが「進学」という夢を諦めて、教師になることを決めた場面で語られた内容だということがわかる。それをふまえて、課題文を読む必要がある。

課題文は、アンのセリフだけが書かれている。夢を諦め、養母の元に残ることを決めるということは、人生の中で大きな決断をしたといえるだろう。これが、「曲がり角」である。

アンは、自分がいちばん望む道に進んでいるわけではない。しかし、この「曲がり角」のさきには「いちばんよいもの」があるに違いない、この決断から新たに始まる人生に「新しい美しさ」や、また別の「曲がり角」があると、肯定的に考えていることが読み取れる。

これらが、課題文の特徴である。したがって、解答では、自分がいちばん望んだ道とは違う道を歩むことになった例を挙げ、その道で得られたよいことを述べるのがよいだろう。

たとえば、医学部を志望する受験者にはなじみが薄いかも知れないが、第一志望の高校には入れなかったが、入学した学校でよい友人を得ることができた、というエピソードなどが考えられるだろう。他にも、失敗から学んで成長した例や、試合に負けたことでチームの弱点に気づいて、次の試合で勝つことができた例など、学生生活を振り返ると、小論文で取り上げることができるエピソードが見つかりやすいだろう。どのような具体例やエピソードを書くにしても、現状を悲観せず、前向きに生きることの大切さを述べられるとよい。

模範解答例

この文章を読んで、まず、私にとって「曲がり角」であった出来事を思い浮かべました。それは、高校に入学したとき、第一志望の部活に入部できなかったことです。私は声を出したり、体を動かしたりすることが好きだったので、演劇部を志望しました。しかし、演劇部は志望者が多く、経験者が優先されました。未経験者であった私は選ばれず、地学部に入部しました。地学部での活動は、百葉箱や天気を観察したり、望遠鏡を使って太陽の黒点を調べたりするなど、演劇に比べると、地味なものに感じられました。しかし、星空の美しさについて目を輝かせる先輩に、地学部の活動に対する誇りを感じて、がんばってみようという気持ちになったのです。そして、初めて参加した星空の観測会では、望遠鏡で木星や土星を見て、自分が本だけで知っていた世界が実際に存在することに感動し、やりがいを感じるようになりました。結果として、地学部での三年間は自分の視野を広げるのに役立ち、かけがえのない思い出となりました。今後、どのような「曲がり角」があったとしても、アンのように、「きっといちばんよいもの」があると信じて前向きに進んでいきたいと思いました。

(491字)

日本大学　解答

27年度

出題者のネライ

受験生の読解力を見る。

書き方のポイント

「自立」とは、支配や援助されることなく、自力で物事をすることを言う。一方で、「依存」は、他のものに頼って存在することを言う。こういった言葉の意味は、普段の国語学習でつちかわれるものであり、日頃から辞書を引くなどして知識力をつけておくとよい。

さて、これら二つの言葉の意味をふまえて課題文を見ていく。

第一段落では、「自立」という言葉が、長い間、人々の心を惹きつけていることを紹介し、「自立」という言葉が一人歩きしたことで問題が生じる場合があると述べている。

第二段落では、前段落を受けて、言葉がよく話せない幼稚園児の例を述べている。知能には問題がないが、言葉だけが遅れている状態である。話を聞くうちに、子どもの「自立」のため、母親が十分に子どもを甘えさせていないことがわかってくる。

第三段落では、第二段落の「自立」について、見せかけのものだと断じている。子どもはがまんしているだけであり、「自立」しているわけではないという。それが原因で、言葉の遅れが出ていると筆者は考えた。このことを説明し、母親が子どもを甘えさせると、言葉も進歩したというのである。

第四段落では、「依存」をなくすことで「自立」ができるというのは間違っているとまとめている。

著者は、行動が「自立」しているように見えても、まだ親に頼りたい気持ちが強いなど、子どもの心が「自立」していない場合に生じる問題を述べている。この問題が、母親の「依存」させないようにという考えが原因である点にも注目したい。「依存」しているような行動を避ければ、「自立」するわけではない。精神的な「自立」があってこその、自立した行動なのである。

模範解答例

自立とは、支援や援助をされずに、自分の考え、自分の力で行動することである。一方で依存とは、行動したり物を考えるのに、自分以外の何かに頼ることを言う。これらをふまえて文章を読むと、一人で寝るという子どもの行動が、母親に強いられたことであり、自分からするようになったことではないことがわかる。母親は子どもとの添寝が依存になると考えて避けたようである。しかし、言葉の遅れが見られたことから、子どもにはまだ、母親と一緒に寝たいという気持ちがあったと思われる。つまり、一人で寝かせるようにした母親の行動は子どもの気持ちとは正反対のものであり、どうしてそのようなことをするのかと、子どもを戸惑わせるものであったのではないか。だから、一人で寝る行為も自分から「一人で寝よう」と思わせるものではなく、見せかけのものだと筆者は考えたのではないか。自立は、自分で考え、自力で行うことであり、子どもが自分から「一人で寝たい」と思うのでなければ、自立しているとは言えない。したがって、依存していないように見える行動を取るからといって、自立していると考えることはできないし、行動だけ見て、「依存していないから自立している」とは言えない。だから、自立は依存の反対だととらえるのは間違っているの

である。このように、自立は行動という表面から生じるものではなく、「自分で考えて行動したい」という精神面から生まれるものであると私は思っている。自立のためには、幼い頃、親に甘えることも重要であると思う。そのような体験があるからこそ自信が生まれ、「甘えるのはやめて自分でやってみよう」という考え方をするようになるのではないか。だから、精神的な成熟や、技術が熟練を経ないで、最初から何でも自分でやろうとするのは自立ではないと考える。何でも一定の期間、きちんと学んだり練習したりするからこそ自信が生まれ、精神的な自立につながるのだと思う。(797字)

近畿大学 解答

27年度

前期試験

出題者のネライ

テーマの設定力を見る。受験生の論理の展開力を見る。

書き方のポイント

解答作成のためには、日頃からニュースなどを確認して時事問題を把握し、自分の考えをまとめておく必要がある。

今回の「日本から海外へ留学する若者が減っている」という内容は数年前から話題となっているもので、学生の傾向を分析するなど、さまざまな研究がなされている問題である。

この問題で問われているのは、「海外留学や海外で生活することの意義について」なので、その点について考えてみよう。視野が広がる、というのは真っ先に思いつく答えであるが、他のメリットもある。ホームステイなどの経験があれば、そこで得られたことをもとに述べることができる。海外留学の経験がない人は、以下のようなことを想像してみるとよい。

海外へ留学することの最大の変化は、母国での「常識」が通じなかったり、土地勘がなかったりする場所で生活することである。もちろん、ガイドブックなどでその国について調べたり、実際に行った人に聞いたりして予備知識を持っているかも知れないが、それは、自分以外の誰かの目を通して得られた情報でしかない。実際に暮らしてみると、国全体の治安がどうこうというより、場所によって安全であったり、そうでなかったりすることがわかったり、その土地ならではの常識に出会ったりすることもあるだろう。つまり、それまで抽象的であったその国に対するイメージが、具体的なものになるという効果がある。

また、その土地で生活する人々と関わることで、その国の人について描いていたイメージとは違った印象を得る場合があるかも知れない。なぜなら、海外の人が日本人について思い描くイメージが、全ての日本人に共通するとは言えないのと同じで、「〇〇国の人は△△だ」と思っていても、実際は、さまざまな性格の人がいるからである。そういった一人一人との付き合いが、留学先での人間関係を作り上げていくのであり、国と国との関係も、最終的には人間同士の関係によって作り上げられていることに気づくことができるのである。

模範解答例

　海外留学や海外で生活することの意義はいくつかあると考える。海外での生活では、その土地の習慣や常識を知ることができ、自分がこれまで常識だと思っていた世界が狭い世界であったことがわかるという利点が想像できる。また、留学先の国に対する抽象的なイメージが、実際に生活することで具体的なものになるという効果もあるだろう。国のイメージだけではない。暮らす以上は、その土地の人と付き合っていかなければならない。その中で、どのような国にもいろいろな考えの人がいて、それぞれに尊重すべき人間であることに気づくと思う。そう思うことで、人との関わりを大切にするようになり、信頼ある人間関係を築いていく重要性に気づくのではないか。人と人との関係が広がっていけば、国と国との関係につながる。国際問題のように大きく見える問題も、根本には人と人との関係があることを理解して行動することができるという意義があると思う。(393字)

関西医科大学

解答

27年度

前期試験

> 出題者のネライ

文章の構成力、テーマの設定力を見る。

> 書き方のポイント

　高齢化社会というとき、高齢者とは65才以上の人のことを指す。人口における65才以上の割合が7％以上になると高齢化社会、14％以上になると高齢社会、21％以上になると超高齢社会と呼ばれる。日本は2007年以降、超高齢社会に突入した。

　高齢になると病気にかかりやすくなるほか、高血圧症、糖尿病などの生活習慣病の発症率も高くなる。生活習慣病をはじめとした慢性疾患は、長期間の治療が必要であったり、完治が難しかったりするものが多い。高齢化によって、慢性病をもつ人口も増えると考えられる。また、これらの病気から合併症を発症することもある。合併症によって手足の自由が奪われたり、慢性的な痛みがあったりと、患者が精神的に苦しめられる場合もある。

　慢性疾患で患者が長期間の通院や入院を強いられるということは、これらの病気にかかることで、患者の生活の質（QOL）が低下する可能性が考えられる。つまり、これらの病気の予防が必須なのである。たとえば、糖尿病などの生活習慣病は、日頃から食事の内容や、適切な運動をすることなどを心がけていれば予防に役立つ場合がある。このような慢性疾患に対する動きとして、すでに行われているものに「21世紀における国民健康づくり運動（健康日本21）」がある。国民の健康増進を推進する目的をもつものであるが、内容については、あらかじめホームページ（http://www.kenkounippon21.gr.jp/）で確認しておくとよい。

　今後の日本は、さらなる高齢化が予想される。ただし、65才以上は高齢者といっても健康的で、社会的に活躍している人も多い。高齢者が生活の質を保ちつつ、生きがいを持って過ごしていくためには、健康であることが重要であるということを理解しておく必要がある。

> 模範解答例

　日本は2007年以降、人口に占める65才以上の割合が21％以上の超高齢社会に突入した。そのため、今後の医療について考えるためには、高齢者がどのような病気にかかりやすいか、また、その病気を予防することができるかを考える必要がある。なぜなら、健康であれば高齢者であっても、社会と関わり合いながら生きがいを持って生活しやすいからだ。高齢者は、高血圧症、糖尿病などの生活習慣病の発症率が高い。たとえば糖尿病は合併症によって生活に不自由が生じやすいが、予防のための対策を取れば、将来より多くの高齢者が生活の質を保ちながら健康的に生活することができる。したがって、医療者は健康診断や普段の診察の折に、現在の症状だけではなく患者の生活習慣などにも注意を払い、より健康的な生活を今後も続けていくためにはどのような行動が必要かを説明することが重要だ。塩分が多い食生活を送っている人や肥満気味の人に対しては、健康的な食事のメニューや、日常生活の中で無理なく行える運動を提示するなど、患者の将来に目を向けた医療を行うことで、より多くの人が生活の質を保ちながら生きていくのに役立つことが、超高齢社会の医療のありようだと考える。
（497字）

愛知医科大学　解答

27年度

1日目

出題者のネライ

文章の構成力、テーマの設定力を見る。

書き方のポイント

「顔」というと、その人の感情や状態を伝えるのに重要な部分であり、その人自身の評価に関わる部分でもある。そのため、多くの人は、髪型を整えたり、肌を美しく保とうとしたり、時には化粧を施したりして、「顔」をよりよい状態に保とうと努力する。同時に、相手から見れば、目の前にいる人がどのような人物か、何を考えているかを知る根拠となるものである。口元や目元の様子によって、表情は言葉よりも雄弁にその人の気持ちを語るのである。この二点をふまえたうえで、医療における「顔」とはどのようなものか考える。

一つは、顔に何らかの問題を抱えている患者が医療行為を受ける場合。たとえば、顔の一部が欠損した場合には、主に外科手術によって欠損している機能を補ったり、形を整えたりすることが考えられる。その場合は、機能が補われる以上に、形よくできあがっているかにも神経を使う必要がある。それは、その部分が「顔」に関係するものだからである。

もう一つは、医療者が患者に見せる「顔」、つまり表情や態度などである。上述の通り、表情から多くの感情が伝わる。たとえば、医療者が治療法について説明する場合、怒ったような顔であったり、にやにやしていたりすれば、患者は「この医師は、私に不満を持っているのではないか」「この医師を信用してもいいのだろうか」といった治療以外の心配をしなければならない可能性がある。したがって、医療者が患者と関わる場合、常に、相手を安心させるような落ち着いた態度を取り、穏やかな表情でいることが重要なのである。

模範解答例

人間にとって、気持ちを伝えるのに重要なものが顔だと思う。「目は口ほどに物を言う」という言葉があるが、視線を含めた表情には、言葉以上に気持ちがこもっているものだ。また、表情を含めた態度の善し悪しが、その人の評価に関わる場合もある。そのため、多くの人が顔を清潔に保ったり、髪型を整えたりといったことに時間を割いている。このように、顔がその人の印象を左右するということから、顔に医療行為を施す場合は、機能を回復することだけではなく、その人にとって満足がいく形に仕上げることにも神経を使わなければならないことがわかる。なぜなら、患者にとって、本人の印象や、評価につながるのが顔だからだ。だからといって、忙しい医療者が必要以上に顔の手入れに時間を使うことは、好ましいこととは思えない。当然、医療者にとっても、顔は重要なものであるが、表情次第では、本当の気持ちとは違った印象を与えかねないし、その結果、患者を不安な気持ちにさせる可能性もある。したがって、医療者が患者と向かい合うときには、丁寧に対応しようという気持ちや、患者に寄り添おうという気持ちが伝わりやすいように、落ち着いた態度を取り、穏やかな口調で、丁寧な言葉で話す必要がある。そうすることで、患者に対して、この医療者は信用できる人物である、というような印象を与えることができ、その後の治療にもよりよい効果を上げる可能性が高まるからである。（594字）

平成26年度

問　題　と　解　答

日本医科大学

平成26年度　日本医科大学入学試験

小論文課題

　研究におけるデータ捏造事件が後を絶たない。本来捏造という不正行為はないという前提で行われるのが研究ではあるが、そのような常識を覆すような事件が最近頻繁に報道されている。しかし、より身近な例で考えるならば、学校での宿題・課題レポートに関わる不正行為、すなわちコピーや模倣なども日常茶飯事に見られており、その根本は同じような背景から起きているとも考えられる。
　このような現実に鑑みて、なぜこのような事象が起こるのか、その背景分析と対策方法について600字以内で述べなさい。

以上

平成26年度　小論文試験

杏林大学

問題 一般２次

26年度

小論文問題

　近年、学校や職場における「いじめ」が、大きな問題になっています。こうした学校や職場における「いじめ」について、あなたはどのように考えるか、800字以内で述べて下さい。

北里大学 問題

26年度

平成二十六年度　医学部医学科一般・学士入学試験（一日目）

「論文」問題用紙

注意事項　1　解答用紙、草稿用紙ともに受験番号と氏名の記入を忘れないこと。
　　　　　2　問題用紙、草稿用紙は解答用紙とともに机上において退室すること。持ち帰ってはいけない。

次の文章を読んで、問いに答えなさい。

　一般に科学と技術との関係は、しだいに密接となり、今世紀に入ってほとんど分かちがたく関連するようになった。「科学技術」ということは、単に「科学と技術」を意味するのではなく、「科学と結びついた技術」を含意する。科学と結びついた技術の発展は、科学から独立した伝統的技術の発展よりもはるかに早く、また、その環境を操作する能力があるかに強大であり、その程度（早さと能力）は、おそらく今世紀の初めにもだれもが予想できなかったほどである。

（中略）

　科学技術の早い発達と大きな能力は、人間の社会に対してほとんど常に二つの可能性を与える。すなわち巨大な恩恵と巨大な破壊である。発達があまりに早いため、いわゆる「技術革新」、新しい科学技術は、第一に、自然環境の体系の全体にそれが及ぼす影響のわからぬうちに出現する。また第二に、社会それをいかなる目的に使用するか適当な決定をくだす用意のないうちに、利用できるものとなる。その結果、新しい手段は、偶然ではなく原則として、人間に対してはかりしれない利益とともに遠方もない損害（の少なくとも可能性）を与える。

　能力が大きいから、善悪両面がいずれも誇張されざるをえない。原子爆弾の製造は、第二次世界大戦中にヒトラーに征服を目的として計画された。ヒトラーの政権が崩壊したのちもう一度始められた計画が中止されず、爆弾が完成することは、それには広島と長崎に用いられた。その悲惨な結果の詳細がすべて予想されていたのではなかろう。いわんや、その後に核兵器競争の恐怖が続くことをだれも考えてはいなかったに違いない。

　社会が核エネルギーの利用の仕方について十分な用意──戦略的、政治的、倫理的な──を欠いていたときに、核爆弾はつくられた。もちろん核エネルギーは発電のためも利用することができる。しかし、それには事故の危険が伴う。大きな事故の確率は小さいだろうが、もし起これば、損害は想像を絶する。その廃棄物が環境に及ぼす影響は、長期的にはかり知れない。

　抗生物質は細菌感染に有効だが、他面では、耐性の病原菌を増殖させる。その対策は確立されていない。遺伝子操作はある種の病気の治療や食糧の増産に役立つが、そこから何が出てくるかわからない。

　遺伝子操作は人間のつくり替えに道を開く。現在遺伝病治療などの展開は、人間の部分的つくり替えを考えることができる。つくり替えることのできる部分をどこまで拡大するか。それが脳にまで及べば、人間はみずからつくり出した技術によって、環境（人間以外の生物）を操作するばかりでなく、それ自身を操作の主体そのものを操作し得ることになろう。二〇世紀は羊の「クローン」まで行った。次の世紀はアインシュタインの「クローン」を目指すかもしれない。

　しかしだれがどういう目的でどう人間をつくり替えようとするか、だれにもわからない。その危険は前例のないものである。したがって対策も前例を破って画期的なものならざるをえない。すべて人間の遺伝子操作の研究を制限しようとする動きが出始めているはそのためである。科学技術の進展を社会がそれを適当に統御しないならば、人間の尊厳と幸福の多くの致命的打撃が予想されるところまできたのである。

　人間の脳の主要な機能のなかには、知覚、記憶、計算がある。知覚については人間の能力よりもはるかに鋭敏な「センサー」をつくることができる。記憶と計算については、「コンピュータ」が人間の記憶力に比べものにならぬ大量の「データ」を蓄え、きわめて短い間に複雑な計算を行うことができる。これも二〇世紀の技術革新の最も根本的なものであるかもしれない。

　「コンピュータ」によって、人間が機械を使うのではなく、機械が人間に入れかわる可能性が開かれた。現在「ベルト・コンベヤー」の流れ作業で始まった世紀は、ロボットが工場から労働者を追い出す状況をつくり出した。いまでは脳生理学者（の少なくとも一部）は、人間の脳を一種の「コンピュータ」とみなす仮説──それにもさまざまの種類があるが──を議論している。

　科学技術は両刃の剣である。そこからどういう怪物が現われるかを知らずラプソンのランプをすってきた。怪物は人類を救うかもしれない、破滅させてしまうかもしれない。そのことをただちに強く意識するようになったのも、今世紀のことである。技術の「進歩」が人間の幸福を約束するという神話の破壊は、一九世紀から二〇世紀を分ける。しかし科学技術の加速的発展を統御する方法を、二〇世紀は発見しなかった。それは今世紀が次の世紀へ先送りした課題である。

（加藤周一「二〇世紀の自画像」ちくま新書）

問一　この文章に二〇字以内でタイトルをつけなさい。

問二　「人間に対してはかりしれない利益とともに遠方もない損害（の少なくとも可能性）を与える」とはどのようなことか身近な具体例を加えて四〇〇字以内で述べなさい。

問三　将来、医師としてどのような科学技術と向き合いながら活動して行きたいか、この文章の内容を踏まえて考えを四〇〇字以内で述べなさい。

平成二十六年度 医学部医学科一般・学士入学試験（一日目）

「論文」解答用紙

問一

問二

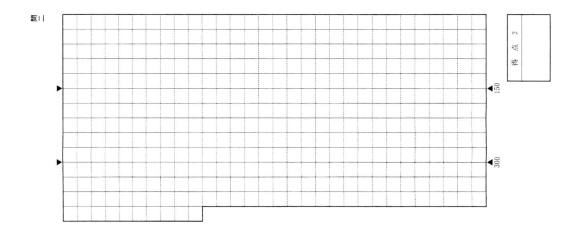

問三

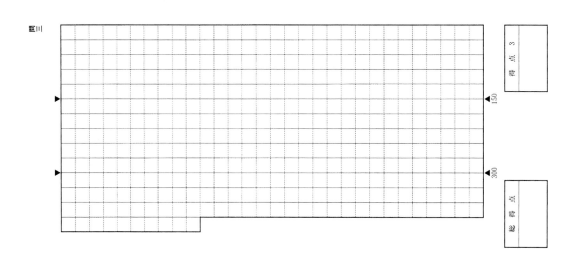

金沢医科大学 問題 26年度

平成26年度 金沢医科大学医学部入学試験問題
一般入学試験（小論文）2日目

答えは解答用紙に記入しなさい。

【問題】課題文を読み、300字以内で要約しなさい。

　その子は重い障害をもっていたが、母親は普通の子以上に、その子を愛し育てていた。彼女は子供に知的発達の遅れがあっても、動揺することなく、その子なりに心がのびやかに育つように向き合ってきた。その子が小学校に通うようになったとき、障害児の手当てや手帳を受けるために必要な医師の診断を受けた。その検査の中で、医師が「お父さんは男です。お母さんは？」と問う質問があった。誰しも「女です」と答えるだろうし、母親も自然にそう思った。ところがその子の答は意表をつくものだった。迷うことなく、大きな声でこう答えたのだ。
　「お母さんは大好きです」何とすばらしい答かと、私は感動してしまったのだ。母親も「子供が見かけの知識でなく、子供にとっての母親の本質を言ってくれたことが嬉しくて、嬉しくて、胸がいっぱいになった」という。
　この子の答え方を少しばかり哲学的に考えると、確かに「子供にとっての母親の本質」を言い当てている。「お母さんは女です」という答は子供にとっての具体的な自分の母親のことでなく、父親と母親の性の違いを概念化し、一般化したに過ぎない。つまり母親を自分から切り離して「対象化」し、「一般化」した答でしかない。別な表現をすれば、知識としての母親であって、実感している母親ではない。
　この問題をさらに深く考えてみると、単に知識を覚えることと「本当にわかる」ということの違いはどこにあるのかという問題に行きつく。いつも抱くのは、障害という条件を背負った人々の生活と人生は、とても大変なのに、なんと豊かな気づきや物語を生み出しているかという感慨だ。
　もう一つのエピソードを紹介する。
　先天性緑内障により目が全く見えなくなった40歳代の男性Kさんの手記で知ったことだ。妻と3人の子のいるKさんは「できなくなったことをあれこれ数え上げるのはやめよう。できることを一つでも増やそう」と決意して以来、点字を覚え、パソコンを習い、読書や料理や盲導犬と一緒の街の探検などに次々と挑戦していた。
　あるとき、『世界の名画展』が開かれているのを知ると、「絵の前に立って、専門の人に絵の説明をしてもらうと楽しいかもしれない」と考え、視覚障害者の仲間3人を誘って、美術館に出かけた。学芸員が絵画一点ごとに、絵のモチーフと構図、描かれたもののディテール、色などについて、丁寧に説明してくれた。Kさんは想像力を駆使して、一点ごとに絵に描かれた世界を頭の中で想い描き、飽きることがなかった。
　＜聞く絵画鑑賞＞　Kさんは、この日の経験をそう名付けた。
　目の全く見えない人が絵画展を楽しむなどということは、目の見える人にとっては想像もできないことだろう。美術館に出かけるということ自体、発想外のことだろう。だが、目の見えないKさんは、たとえ全く絵を見ることができなくとも、Kさんなりに楽しむことができたのだ。
　では、美術館に行かなくとも、画集を開いて、誰かが説明してあげれば、同じことではないかと考える人がいるかもしれない。しかし、それは本質を理解していない考え方だ。美術館という広い空間。そこに絵の現物が飾ってあるという実在感。展示作品を鑑賞している人々の雰囲気。学芸員の肉声による丁寧な説明。そこに立っている自分自身の存在実感。一点ずつ移動していくときの期待感。─ そういったものの全体が、視覚以外の全感覚を全開させ、目で見えないところを補って余りあるほどの感動を、Kさんにもたらしたのだろう。
　このエピソードもまた「本当にわかる」とはどういうことなのか、その本質を気づかせてくれる。そして再び、はじめの母と子のエピソードにもどるなら、「お母さんは大好きです」と言い切る子供にとって、自分の母親はまさに"現物"であり、"肉声"であるし、母親と一緒に過ごしてきた家や出かけた場所は"現場"なのだと言うことができよう。"現場""現物""肉声"から得たもの、心に刻まれたものは、表面的で概念的な「お母さんは女です」という知識レベルの答にはならず、「お母さんは大好きです」という実感的な答を表舞台に引き出してしまうのだ。
　「本当にわかる」とはどういうことなのかという問題について、二つのエピソードを紹介したのは、それなりの理由がある。事故、災害、公害、薬害、戦争などの再発を防ぐためには、体験を風化させてはいけないと、よく言われる。しかし、そう叫ぶのは簡単だが、実際に具体的にどうすればよいのかとなると、なかなかに難しい。体験を風化させないで、「負の遺産」をプラスの方向に生かすにはどうすればよいのか。この問題について、体験していない人々に理解を深めてもらうには、その前提として、知識や情報のレベルで理解することと、心あるいは全身を揺さぶられる思いで「本当にわかる」ということの違いを知っておいていただく必要があろう。前記の二つのエピソードは、そういう理解の仕方のいわばドアを開ける役割を果たしてくれるに違いない。

柳田邦男『人の痛みを感じる国家』より（一部改変）

近畿大学

問題 26年度

小 論 文（平成26年度前期）

今後の医療のゆくえ ―混合診療について―

（注）横書きで400字以内にまとめること。

関西医科大学

問題 26年度

平成26年度一般入学試験(前期)小論文課題

脱ゆとり教育の導入について

平成26年度医学科一般入試 小論文テーマ

「時代を見据えた理想の医師像」

福岡大学 問題　26年度

次の文章は，医療における二つの異なる立場について述べたものである。これに対するあなたの考えを400字程度でまとめなさい。

　山崎章郎さん（ケアタウン小平クリニック院長）が東北大医学部で講義されたことがあって，それを聞きに行ったときのことだ。宗教性の重要性を話し始めた途端，学生たちはうすら笑いを浮かべていた。なんとも異様で，「こいつらが医者になったとき，どうやって人を看取るんだろ」と，背筋が寒くなったほどである。

　日本人は無宗教であることが近代人の証だと信じているようで，宗教のようなものを云々するのは医者の風上にも置けないとでも思っているのだろう。これが日本の医療を特殊なものにしていることに気がついていない。

　たとえば治療の科学的方法論にEBM（Evidence-based Medicine＝証拠に基づいた医療）とNBM（Narrative-based Medicine＝物語に基づいた医療）がある。これらは90年代にアメリカから導入された手法である。本来，この二つはセットのはずなのに，いつの間にか日本ではNBM（ナラティブ）が無視され，EBM（エビデンス）がすべてのような風潮になってしまった。

　EBMというのは，抗がん剤のように統計学的に有効性が証明された治療だから数値化されるが，NBMは，患者さんが生きてきた人の一生という物語を評価しながら，残された人生を思い通りに過ごしてもらうために医療を組み立てることだから数値化はできない。そこには証拠はないし，客観性を持った価値観がすべてでもない。当たり前だが，人生に論理性はないのである。

　日本の医療者は合理性一辺倒だから，曖昧なナラティブよりも，数値化できるエビデンスのほうが信じやすいのだろう。数値化できて再現性があるものだけが真実で，それ以外はこの世に存在しないんだとでも思っているのだろうか。

　緩和医療からナラティブを外して，エビデンスのみを導入しようとした動きも，こうした背景があるからだ。しかし緩和ケアとは，人の一生という物語を患者から受け止め，医療にどんな手助けが出来るかを判断することであり，ナラティブがすべてなのである。

　たとえば，私が静岡で「気管チューブをぜんぶ外せ」と言われたケース。シベリア抑留や結核の闘病生活といった患者の個人史が，「挿管なんて無駄だ」と言わせたの

だから，これはナラティブである。これに対して，私が気管切開して人工呼吸器につなぎ，痰を取れば予後が延びると言ったのはエビデンスである。しかし患者さんから，個人のナラティブにエビデンスが対立したら意味がないということを明言されたわけだ。

　ほんの五，六十年前まで，人間は科学的根拠もなしに医療を施していたが，今はエビデンスとなる有効な武器をたくさん持つようになった。その有効な武器の使い道と限界点を知り，その向こう側にナラティブな世界が広がっていることを前提に患者さんと対峙していかないと本当の臨床にはならないのに，武器の有効性だけを信頼しているのである。

　中谷宇吉郎さんは，大自然という大海に，論理という網を投げて，引っ掛かってきたものが科学的成果であり，大半の水は科学の網目からこぼれ落ちるものであると言われたが，命を預かる人間なら，そういう科学の限界点を知っておくべきだろう。知っていれば緩和医療をエビデンスで評価しようなんて傲慢なことはできないはずである。

　科学の限界点を知らない者は科学者ではなく，科学者のふりをした科学教の信徒にすぎない。本来人間は，合理性と非合理性のバランスがとれているはずなのに，片側の非合理性を捨てたがゆえに，信仰の対象とすべきでない科学を信仰しているのである。医者が科学教の信徒であることほど，たちの悪いことはない。

（奥野修司「看取り先生の遺言」より抜粋）

小論文解答用紙

日本医科大学 解答

26年度

出題者のネライ

文章の構成力、テーマの設定力、受験者の問題解決力を見る。

書き方のポイント

まずは、データ捏造事件や、学校での宿題・課題レポートに関わる不正行為が行われる背景を分析する必要がある。

そのためには、不正行為で、どのような利益が得られるかを考えてみるのがよいだろう。まだ研究をしたことがないであろう受験者の場合、学校での宿題・課題レポートを書くときに、コピーや模倣する理由は何かを考えてみると分析がしやすくなる。レポートなどで、よりよい点数を取ろうとする場合、課題に対して深く理解し、それをもとに自分なりの考えを論理的に述べる必要がある。そのためには、課題に関する本を読んだり、よく考えた上で、自分の解釈や意見を述べたりするなどしなければならず、時間がかかる場合が多い。しかし、すでに課題についてよく理解した人の文章がインターネット上などにあった場合、そのまま引用してしまえば、本を読んだり、自分が考えたり、考えたことを文章にまとめたりする時間が省略できるのである。研究についても、同じ考え方ができる。データを捏造することで、自分が導きたい結論に都合がよいデータを簡単に得ることが可能である。よく考えれば、不正行為で書いたものではまったく意味がないことはわかるはずである。その上に、学生や研究者が不正行為をしたとわかれば何らかの処分をされる可能性も高い。しかし、手早く成功したいという考えが、コピーや模倣、捏造事件を招いているのだと考えられる。

このような背景から、学生や研究者が不正行為できない環境づくりが大切であるとわかる。まずは、不正行為があった場合に、すぐ発見できるような体制作りが必要であろう。同時に、不正行為には何の利点もないことを理解できるような話や資料などを通じて、学生や研究者が不正行為をしようと思わないようにすることも大切である。

模範解答例

研究や、学校での宿題・課題レポートは、実験の成果や自分の調査、そこから得られた結論を正確に第三者に伝えるためのものだ。データを捏造したり、他人の文章などをコピーしたりすることは、本当の成果や調査、結論が正確に伝わらないという状態を生むものであり、すべきではない。しかし、実際にデータ捏造や、他人の文章などのコピーや模倣は行われている。その背景には、なるべく短い時間で成果を上げたいという気持ちがあるのではないか。たとえば、課された内容をより深く理解してレポートを作成しようとすれば、本をたくさん読んだり、調査をしたりする必要があるため、長い時間を費やさなければならなくなることが多い。しかし、他人の書いたものをコピーすれば短時間で済む。研究においても、データを自分の求める結果に都合がよいように捏造することで、より早く成果が上げられると考える人がいるのではないか。対策は二つ考えられる。一つは、より細かくチェックする方法である。たとえば、すでに多くの人が見られる形で発表されている文章などを検索して、コピーや模倣がないか調べたり、実験データを詳細にノートに書いて研究室などで細かくチェックしたりすることが考えられる。もう一つは、不正をしようと思わない心を育てることである。たとえば、学生や研究者に不正行為が与える影響を伝え、そのようなことをしてもよいことは何もないと理解させることが大切である。(597字)

杏林大学　解答

26年度

> **出題者のネライ**

テーマの設定力を見る。受験生の論理の展開力を見る。

> **書き方のポイント**

　社会で話題となっている用語で特に賛否が分かれるものについては、小論文で問われる可能性がある。日頃からニュースを見るなどして、効果や問題点を確認しておく必要がある。学校における「いじめ」は、いじめられていた生徒が自殺をしたり、転校せざるを得なくなったりと、深刻な問題となっている。同様に、職場でも、仕事が与えられなかったり、言葉の暴力を振るわれたりするなどの「いじめ」が行われていることが問題となっている。また、現代では、インターネット上の掲示板などに悪口を書き込んだり、悪口を書いたメールを送り付けたりといった「いじめ」も増えている。

　人に暴力を振るったり、脅迫したりといった行為は犯罪であるが、加害者などがいじめたことを隠したり、加害者からの報復を恐れる被害者が泣き寝入りするなどして、周囲にあまり知られない場合がある点も問題となっている。

　最近の学校での「いじめ」の深刻さから、平成25年6月には「いじめ防止対策推進法」が公布された。「いじめの防止等のための対策を総合的かつ効果的に推進することを目的」とした法律であり、地方自治体や学校などにいじめ防止の対策を取るように求めていたり、「いじめ」が禁止されていたりしている。詳しい内容は、文部科学省のホームページの「いじめ防止対策推進法（概要）http://www.mext.go.jp/a_menu/shotou/seitoshidou/1337278.htm」で確認しておくとよい。

　どのようにして「いじめ」が行われるようになるのかには諸説あるが、解決方法については、関係者だけで抱え込まず、学校長や外部に相談することが有効であると言われている。そのためには、「いじめ」の実態の記録、「いじめ」についての話し合い、「いじめ」についての話し合いの記録などが、問題を可視化し、解決に導くためには重要と考えられている。記録や相談といった行為が、「いじめ」解決だけではなく、さまざまな問題解決に応用できることも確認しておくとよいだろう。

> **模範解答例**

　「いじめ」というと、どの学校や職場でもあることと、あまり問題視されない傾向もあるが、脅迫や暴力は犯罪であり、許されることではないことは明らかである。しかし、以前から、いじめられていた生徒が自殺するといったニュースが報じられることがたびたびあり、深刻な問題となっている。「いじめ」については、今日では、学校だけでなく職場でも行われていると言われ、いじめられていた人が退職したり休職したりといった問題も起きている。このような問題は、「いじめ」は犯罪であることを十分に理解していない人がいることから起こると考えられる。また、自分と他人とは能力や考え方が違っていることを十分に理解できないと、自分とは違っている相手を排除したいという考え方を生む可能性があり、「いじめ」につながる危険性がある。学校での「いじめ」については、平成25年に公布された「いじめ防止対策推進法」において「いじめ」が禁止されるなど、「いじめ」はしてはならないことが明文化された。同時に、地方自治体や学校なども、「いじめ」防止の対策を取ること

が求められるようになった。被害者、加害者だけの問題ととらえず、学校や地方自治体にも「いじめ」の問題に取り組むように求められたことからもわかるように、「いじめ」を解決するためには、外部への相談が有効であると考えられる。もちろん、当事者ではない人が個々の「いじめ」に対応するためには、実際に何が行われたか、それによって被害者がどうなったかなどの記録が必要であると思う。外部の相談者とその記録の内容を共有し、相談の内容も記録しておけば、相談する者、される者の間の勘違いに気づけるという効果もある。これは、職場での「いじめ」においても同じだと考えられる。「いじめ」は命に関わる場合もある問題であり、利害関係などから当事者だけで解決するのは難しい問題なので、すみやかに解決する必要があると思う。(793字)

北里大学 解答

26年度

1日目

出題者のネライ
文章を理解する能力とテーマの設定力を見る。

書き方のポイント

まず、文章全体の構成をつかむ。最初は、20世紀において、技術が科学と密接に結びついて急速に発展したこと、環境を操作する能力が強大であることを指摘している。（中略）以降は、科学技術の発達の早さや、その能力の大きさにより、自然環境や社会に与える影響が、良くも悪くも巨大であることを述べ、原子爆弾や抗生物質、遺伝子操作を例に挙げ、どのような影響を社会や自然、生物の存在などに与えたかが述べられている。最後に、科学技術の危険性を述べ、21世紀の課題として、科学技術の発展を統御する方法を発見することを挙げている。これらの文章の内容を理解して、問一、問二を考え、問三の論文へつなげていく。

問一では、文章全体で何が中心的に述べられているかを考える。まず、科学技術の加速的発展について述べられていることをおさえる。さらに、科学技術の発展には、「巨大な恩恵と巨大な破壊」という可能性があること、それについて具体例を挙げて述べていることを読み取る。この二つのことから、科学技術の発展によって、自然環境や社会に、恩恵と破壊という二つの可能性が与えられることを表したタイトルがふさわしいとわかる。

問二では、科学技術が与える利益と損害について、具体例を挙げて説明することを求められている。「身近な具体例」とあるので、実際に生活の中で使っているものが望ましい。たとえば、インターネットなどは、情報の収集ややりとりの面で便利になった反面、個人情報の流出や、信頼性の低い情報が出回ったり、特定の意見を言った人を攻撃するメッセージが書き込まれたりといった問題点もある。問題が起きれば個人で収束するのは難しい場合もある。このように、科学技術の良い面と悪い面を両方挙げて解答を書く。

問三では、問一で見たように、急速に発展してきた科学技術には功罪があることをふまえた上で述べる。また、医学に関係する科学技術についての理解をもとに述べなければならないため、日頃から医学に関わるニュースを確認しておく必要がある。たとえば、科学技術の発展により、可能性が出てきた医療に再生医療がある。体性幹細胞や、ES細胞、iPS細胞といった幹細胞を用いて行うものである。病気になった臓器を再生することで完治の可能性もあるが、がん化の可能性の排除の必要性があり、また特に、ES細胞の場合は、そのまま育てば胎児となる胚から作られるものであるため、生命倫理上の問題も残っている。このように、科学技術による利点と問題点を挙げて、医師としてどのように科学技術と向き合って活動したいかを述べるようにする。

模範解答例

問一　科学技術の加速的発展による恩恵と破壊

問二　科学技術の発展によって登場したものに、インターネットがある。インターネットは環境の整ったパソコンがあればだれでもどこでも使うことができ、調べたい内容について、関

連する用語を検索するだけで、短時間に膨大な情報を得られるようになった。得られる情報も、文字や画像、動画などさまざまである。これは、図書館の書籍から情報を得ていた時代を考えれば、比べものにならないくらいの情報量である。一方、だれでもインターネット上に情報を載せることができるようにもなった。そのため、専門家ではない人から提供された情報も溢れており、どの情報が信頼できるものなのか判断する必要が出てきた。また、情報の中には、偏った内容のものや、特定の集団や人物について批判的なものも見られ、それによって傷つけられる人もいる。このように、インターネットからは多大な利益も得られるが、情報の信頼性の低下などの損害も与えられている。(391字)

問三　私は将来、医師として、臓器再生に関係する科学技術と向き合えるようになりたいと思っている。再生医療によって、腎臓や肝臓などを移植せずに病気が完治する可能性が出てきた。私の祖父は病気のため人工透析を受けねばならず、その治療は週に何度もそして数時間にわたっている。もし、腎臓が再生できるのならば、そのような治療は必要なくなるかもしれず、再生医療が行われることについて期待をしている。しかし、再生医療を行うためには、細胞のがん化の排除や、生命倫理上の問題を解決する必要がある。もちろん、早く再生医療が一般的に行われるようになり、祖父のような人の病気が完治するとよいと思うが、再生医療の良い面だけではなく、危険性についてもよく考えなければならないと思う。具体的には、再生医療に使われる幹細胞の安全性をよく検討し、再生医療を行うことによる危険性を考えた上で、慎重に判断できるような医師となって、活動していきたい。(400字)

金沢医科大学 解答

26年度

2日目

出題者のネライ

課題文の読解力を見る。

書き方のポイント

まずは、文章全体の構成をつかむ。

第1・2段落では、重い障害をもつ子どもの答えに対して、その子どもの母親が「子どもにとっての母親の本質を言ってくれた」と判断した話が述べられている。

第3段落では、その子どもの答えに対して、筆者が哲学的な見解を述べている。先ほどの医師の質問に対して、「女です」と答えることは、子どもにとっての母親ではなく、知識としての母親を表す答えであると筆者は考えたのである。

第4段落から第10段落では、目の見えないKさんが、美術館で学芸員の説明を聞きながら絵画鑑賞したときのことが述べられている。筆者はここで、画集を開いて説明を受けるのと、美術館に出かけることは全く違っていると説明する。美術館という空間や実際に絵が目の前にあるという実在感、絵画展を見に来ている人々の雰囲気などといった絵画展がもつすべてのものが、感動の源になっていると考え、絵画展の本質があるというのである。

第11段落では、この二つのエピソードから、「本当にわかる」ということの本質を述べようとしている。二つのエピソードには、Kさんの絵画鑑賞での経験や、自分の母親といった「現物」や「肉声」、「現場」から得たものが、表面的な知識による答えではなく、実感的な答えを引き出すのだと述べている。

第12段落では、「本当にわかる」ということについて、事故や災害などを防ぐために重要な「体験を風化させない」ことについて、具体的にどうすればよいかを考えるときのヒントを述べている。災害などを体験していない人が、災害などについて理解を深めるためには、知識レベルでわかることと、「本当にわかる」ことは違うことを理解する必要があると述べている。その違いの理解のためには、先に述べた二つのエピソードが役立つと、筆者は述べているのである。

模範解答例

本質を理解することと、知識として理解することには違いがある。それは、母親について問われたとき、母親に対する実感をもとに考えるのではなく、母親を自分から切り離して考えることの違いと同じである。また、目の見えない人が絵画鑑賞する場合、実際に美術館に出かけ、学芸員の肉声を聞き、絵画展の雰囲気を味わいながら得る感動は、表面的で概念的なものではなく、実感的なものとなる。本質を理解するとはどういうことか知ることは、事故や災害などを防ぐため、体験を風化させないでおこうとするときに重要である。そのためには、体験していない人々に対し、知識や情報レベルの理解と、本質を理解することの違いを知ってもらう必要がある。(299字)

近畿大学 解答

26年度

前期試験

出題者のネライ

テーマの設定力を見る。受験生の論理の展開力を見る。

書き方のポイント

解答作成のためには、「混合診療」という用語について説明できる必要があり、日頃から医療関係のニュースなどを確認しておく必要がある。

混合診療について論述するために、日本の健康保険制度を理解しなければならない。

健康保険制度では適用される範囲が決められており、現在の診療は、基本的に、保険が適用される範囲内で行われている。保険が適用される範囲では患者は費用の一部を負担すればよいことになっているが、保険の適用外の診療については保険が適用される部分の診療の費用も含めて、全額、患者の自己負担となるルールがある。このような制度がある中で、保険が適用される診療と、適用されない診療をあわせて行うことは「混合診療」と呼ばれており、基本的に禁止されてきた。しかし、平成18年の改正健康保険法で、厚生労働大臣が認めた「評価療養」「選定療養」の二種類については、混合診療が認められた。

「評価療養」とは「先進医療（高度医療を含む）」など保険導入のための評価を行うためのものであり、他に、「医薬品（医療機器）の治験に係る診療」「薬事法承認後で保険収載前の医薬品（医療機器）の使用」「適応外の医薬品（医療機器）の使用」がある。

「選定療養」とは、保険導入を前提としないものであり、「特別の療養環境（差額ベッド）」「予約診療」「時間外診療」「大病院の初診」「大病院の再診」「180日以上の入院」「制限回数を超える医療行為」などがある。これらの診療について、保険が適用される部分について、保険外併用療養費が支払われることになっている。

現在の制度を理解した上で「混合診療」について考えると、次のような利点と欠点が浮かび上がる。利点は、患者が受けられる医療の幅が広がるということである。欠点は、政府が保険の適用範囲を縮小した場合、貧富の差が受けられる診療の差につながることである。これらをふまえ、「混合診療」の説明をし、その問題点と解決策を中心に論旨を展開したい。

模範解答例

私は、今後の医療は、より多くの人がより幅広い診療を受けられる方向に進んでほしいと思っている。そのために、先進医療などを患者が受けやすい状況を作る必要がある。現在では、保険が適用される診療と適用されない診療をあわせて行う混合診療は、「評価療養」と「選定療養」の場合にのみ認められているが、保険が適用されない診療の費用は患者が自己負担しなければならないため、患者の経済状況によって受けられる診療に限度ができてしまうのが現状である。患者の経済状況による限度を作らないためには、先進医療や、医薬品、医療機器などで、多くの人に有効性が認められたものは、速やかに健康保険の適用が認められるようにする必要がある。そうすれば、より多くの患者にとって、受けられる診療の幅が広がり、より自分に合った診療を受けられるようになるので、社会復帰を果たせたり、生活の質を向上させたりできる人が今より増えると思う。（392字）

関西医科大学　26年度

前期試験

出題者のネライ
文章の構成力、テーマの設定力を見る。

書き方のポイント
　社会で話題となっている用語で特に賛否が分かれるものについては、小論文で問われる可能性がある。日頃からニュースを見るなどして、効果や問題点を確認しておく必要がある。
　「脱ゆとり教育」とは、小学校で2011年度、中学校で2012年度、高等学校で2013年度入学生から実施の新学習指導要領に基づくものである。それまでの「ゆとり教育」と比較され、「教科書のページ数の増加」「授業数の増加」などについて話題になることが多い。特徴としてよく挙げられる内容は、学習内容や授業時間数を減らしたり、一つの教科に限定されない「総合的な学習の時間」を作ったりしたというもので、知識ではなく「生きる力」「考える力」などを重視しようという目的があったとされる。しかし、「ゆとり教育」以降、国際的な学習到達度に関する調査（「OECD生徒の学習到達度調査」）で、日本が順位を下げたということが話題になり、批判する声が高まり、「脱ゆとり教育」が導入されるに至った。
　この二点から、「脱ゆとり教育」は、「ゆとり教育」以前の知識偏重型の教育を表すと思われがちであるが、文部科学省では「『ゆとり』か『詰め込み』かではなく、基礎的・基本的な知識・技能の習得と思考力・判断力・表現力等の育成との両立が必要」としている点に注意する。
　これらの点をふまえ、「脱ゆとり教育」の効果や問題点を考える。「脱ゆとり教育」では、児童や生徒が学校で勉強をする時間が増えることから、学力の向上が期待される。一方で、学ぶ内容が増えるため、勉強を苦手に感じる子どもが授業についていきにくく感じるという問題点や、教員も計画通りの速度で授業を進めるのが難しくなるという問題点がある。

模範解答例
　「脱ゆとり教育」以前の「ゆとり教育」については、国際的な学力到達度に関する調査の結果などから、学力低下が問題として挙げられていた。「脱ゆとり教育」では、「ゆとり教育」のころに比べ学ぶ内容や授業時間数が増えており、知識としての学力の向上が期待される。しかし、勉強を苦手に感じる児童、生徒が学校での学習内容を理解しにくくなるという問題点も考えられる。私は、物事を理解し、何かを作り、表現するためには、その基礎として知識が必要であると考える。したがって、知識が多いほど理解や表現の幅が広がると考える。そのため、「脱ゆとり教育」の導入によって、児童、生徒の知識がこれまでより増えればよいと思う。一方で、苦手な分野がある生徒は、その分野が得意な生徒と同じような教育をされると、理解しようとする気持ちが減り、理解度が低下してしまう可能性がある。「脱ゆとり教育」の導入にあたっては、個々人に合わせた教育をすることが、全体の学力向上のためには重要になる。また、学力による差別を防ぐためにも、生徒も教師も、それぞれが違った人間であり、得意分野も違うことを理解し、お互いを尊重する気持ちがより重要になると思う。（495字）

久留米大学 解答

26年度

> 出題者のネライ

テーマの設定力を見る。受験生の論理の展開力を見る。

> 書き方のポイント

医師を志す受験生は、「こういう医師になりたい」という理想像を持っていることが多い。そのような自分の希望は、文章にできるようにしておくとよいだろう。また、志望動機、自己PRなども同様である。

また、現代の医療が抱える問題、少子高齢化など社会が抱える問題についても、日頃から、新聞などから情報を得るようにし、内容をつかんでおく必要がある。こちらも、文章にできるようにしておくとよい。

現代の医療について考えると、遺伝子治療、陽子線治療など、以前はなかった療法が増えていく過程にあるといえる。ES細胞やiPS細胞を使った再生医学などに対する社会の期待も大きいといえる。

高度な技術を要する療法が増える中で、忘れてはいけないのが、患者に対する配慮である。たとえば、治療について患者にわかるように説明したり（インフォームドコンセント）、患者が医師と違う意見を持つ場合は他の医師にも判断してもらったり（セカンドオピニオン）、患者が治療に対して納得できるようにすることも大切である。また、基本的なことであるが、患者を人間として尊重し、気持ちを理解しようと努めることも、医師の重要な仕事の一つである。

このような医療の将来や、医師の仕事として重要なものをふまえ、解答を書く必要がある。また、あくまでも、その受験生にとっての理想の医師像を問いていると考えると解答に取りかかりやすくなる。全体としては、現代の医療の方向→その医療に医師はどう関わっていくのがよいと思うか→自分にとって理想の医師像は何か、という流れで書くと書きやすい。大学によって、遺伝子治療など力を入れている治療が違う場合があるので、志望大学が何に力を入れているか、大学病院のホームページなどで確認しておくとよい。

> 模範解答例

現代の医療は、陽子線治療など、高度な技術や知識を要する療法が増えている。今後も、再生医学などによって、本来は完治することが難しかった病気を治すことができるようになるかもしれない。そのように、より技術や知識を求められる療法が増えるので、医師は常に勉強して、新しい治療についての技術や知識を身につけなければならないと思う。一方で、高度な技術や知識を要する療法が増えると、療法の説明をする際に、専門用語や科学的な用語が多い、原理がつかみにくいなどの理由で、患者が療法について理解しにくくなる可能性がある。そのため、患者が自分はどのような治療を受けるのか十分に理解できるよう、医師はよりていねいに説明する必要が出てくる。また、従来の療法も受けることができるとすると、患者が受けられる治療の幅が広がってゆくと考えられるので、医師の説明を聞いても納得できない場合は、他の医師の判断も受けられることを説明する必要もあるだろう。このように、現代の医師は、高度な技術や知識を得て、それらを十分に理解し、扱えるだけではなく、患者が納得して高度な医療を受けられるように環境を整えることができることが理想的だと思う。（496字）

福岡大学 解答

26年度

出題者のネライ

文章を理解する能力とテーマの設定力を見る。

書き方のポイント

まず文章全体の構成をつかむ。まず、山崎章郎氏の講義を聞いている医学生が、宗教性の重要性を理解していない様子が導入として描かれている。学生が宗教性を重視できないのはなぜだろうか。それは、第二段落にあるように、「日本人は無宗教であることが近代人の証」と考える向きがあるからだと筆者は指摘している。

このことによって、どのような問題が生じるかが、文章の中心的な内容となってくる。

現在、治療の科学的方法論には、ナラティブとエビデンスの二つがある。エビデンスとは、「証拠に基づいた医療」であり、統計学的に有効性が証明された治療といえる。数値化できることが特徴だといえるだろう。

一方、ナラティブは「物語に基づいた医療」である。こちらは、患者個人のこれまでの人生を考え、これからどう生きていくか、その手助けとなる医療は何かを考えることであり、当然、数値化できるものではない。先ほどのような「無宗教であることが近代人の証」と考えていると、ナラティブをおろそかにしがちだと、筆者は考えている。第六、七段落で指摘されているように、筆者は緩和ケアの場合、ナラティブが重要なものとなることを述べているのである。

第八段落以降では、科学的根拠をもとに医療が施せるようになった現代の問題点を述べている。現代では、科学的根拠をもつ治療が増えた。しかし、科学的に証明されるものは大自然の中ではあまり多くないのであり、科学には限界があるのである。そして、それ以外の部分には、ナラティブな世界が広がっている。この事実を知ることで、エビデンスを過信することを避けられる。反対に、このような科学の限界を知らずに、科学ばかりを重んじる者について、筆者は科学者ではないと述べ、科学をあたかも宗教のように信仰することは、たちが悪いことであるとまとめている。

これらの文章の内容を理解して、ナラティブやエビデンスに対する自分の考えをまとめる。

流れとしては、二つの立場の重要性を述べた上で、医師がどのような立場をとるのが望ましいと思うか、自分の考えを述べると書きやすい。

模範解答例

科学的根拠をもとに行われるエビデンスと、患者自身の人生に基づいて判断されるナラティブは、どちらも現代の医療に欠かすことができない。確かに、エビデンスによって病気を治すという面から考えれば、より的確な治療が行われるようになったといえる。しかし、どんな治療を望むかは、患者のこれまでの人生の中で培われた考え方によるのであり、ナラティブが重視されなければならない。エビデンスだけでは患者の考えを重視しない治療につながりやすいが、エビデンスがさまざまな病気の治療を可能にしてきたのも事実である。そのため医師は、どちらかの立場に偏らず、バランスのとれた判断をする必要がある。ただし、患者には、どのようなエビデンスが可能か、説明する義務が医師にはあると考える。なぜならば、患者は必ずしも治療法について詳しいとは限らず、治療法を知らないために、自分らしい人生を諦めるようなことがあってはならないと思うからである。(399字)

平成25年度

問題と解答

日本医科大学

平成25年度　日本医科大学入学試験

小論文課題

　Aさんは友達のBさんと二人で川沿いのテント村に泊まっていました。上流で大雨が降り続いていたため、ダムの管理事務所からテント村に"上流のダムが満水となり決壊の危険性があるため、3時間後に放水を開始します。放水に伴って川が増水する危険性が高いので、すみやかにテント村から指定された避難所に避難してください"との連絡を受けました。Aさんは災害対策本部の指示に従うことに決め、熟睡しているBさんを起こしたところ"まだ3時間あるしもう少し寝たい。大丈夫、先に行って。"といってなかなか起きてこないので、一人で避難所に向かいました。Aさんが避難所についたとき、"ダムが決壊する危険性が高まったので、2時間繰り上げてただ今より放水を開始します"というアナウンスが流れていました。Aさんのとった行動についてあなたの意見を600字以内で述べなさい。

以上

平成25年度 小論文試験

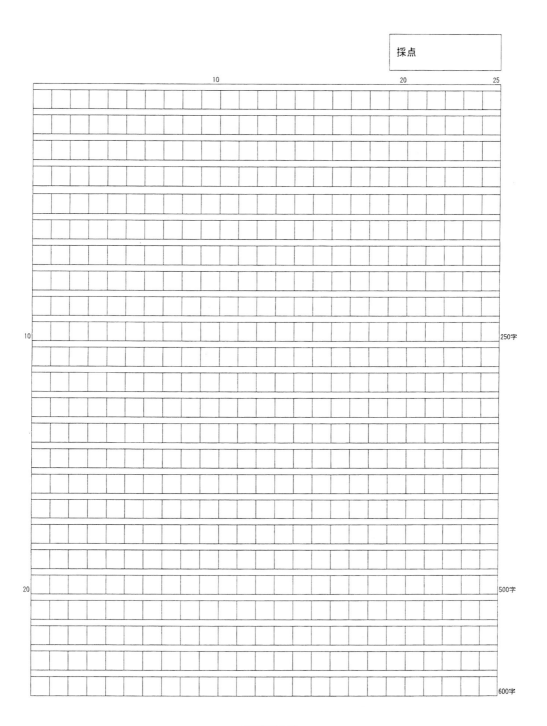

日本大学

平成25年度一般入学試験

問題

25年度

受験番号 ☐

小論文課題

　以下は筒井康隆の著書「小説のゆくえ」の中で"自分のことば"と題した文である。文を読み「課題」に答えなさい。

　実は私という小説家は、辞典をあまり引かない方ではないかと思う。もちろん作家でない一般の方よりは引いているのだろうが。つまり小説家としては、語源探索などをしないのだ。これをやり出すと本来の意味にこだわるあまり自分の書きたいことばが使えなくなるおそれがあるのだ。それは当然、自分の書こうとしていることばが表現したいことを正確に伝え得るかどうか、そのことばの意味を間違えていないかどうか、きわめて心もとない時があり、そういう時には辞典のご厄介になる。

　思いついたことばが、どう見ても不適当と思える場合がある。こういう時のためには、同義語を列記してある「分類語彙表」というものがある。しかしこれには語句の意味が書かれていない。その中から最も適当と思えるものを選んで使っても、それはやはり自分のことばではないわけで、どうもすっきりしない。意味が自分の思うものと微妙にズレていたり、副次的な意味が付加されていて、その意味の方が大きかったりする。こういう場合もまた、辞典のご厄介になる。最初に思いついたことばの項目を読むうち、必ずもっといいことばを思いつくのは不思議なことだ。

　実は今、アンブローズ・ビアスの「悪魔の辞典」を翻訳中なのだが、その作業中に辞典を引く回数は、小説を書いている時よりもはるかに多い。翻訳といっても、いちばんの問題はやはり日本語なのだ。ビアスのことばをいちばん正確に伝える日本語は、文章は、語句はと辞典を引くわけで、これは自分のことばでなく他人さまのことばだから、こだわりなくビアスの意図を正しく伝えさえすればいいわけだ。しかしこれが難しい。今まで出版された「悪魔の辞典」はビアスの好みもあって、もってまわった文章が多く、現代の日本人に面白さが伝わらないきらいがあったからそれをなくして面白くしようとしているのだが、あいにくあのもってまわった文章が好きという人もいるので困ってしまう。

　辞典を引くうち、何やら小説の文章というもののある種の真理に思い至った。最も端的に表現できる語句というのは、もしかして小説の文章に向いていないのではないか。その語句が思いつかず、別の言い方で意味の周辺をぐるぐる回っているような文章こそ小説の面白さではないのか。<u>辞典などというもののない場所やなかった時代に書かれたような文章こそが、真に自分の文章と言えるのではないか</u>。しかしそんな馬鹿なことが言えるのも実は、われわれにとって辞典というものの存在がいかに大きいかを示しているのである。

出典：筒井康隆「小説のゆくえ」（2003年4月10日初版発行　中央公論新社）
　　　"自分のことば"から抜粋　p214-p215

【課題】文中の下線部「<u>辞典などというもののない場所やなかった時代に書かれたような文章こそが、真に自分の文章と言えるのではないか。</u>」では著者はどのようなことを言いたかったのか。この文の題名である"自分のことば"という意味を考えた上で、741字以上800字以内で論述しなさい。

東海大学 問題 2月10日試験

25年度

《問題文の上に、エドヴァルド・ムンクの「叫び」の画像あり》

　後にムンクは、この作品について自から次ぎのように語っている。
　「……私は二人の友人といっしょに道を歩いていた。ちょうど太陽がまさに沈みかけようとしており、空は血の色に赤く染まっていた。私は、風のそよぎの吹き過ぎるのを感じた。私は死んだように疲れ果てて、じっと立っていた。青いフィヨールドと町の上に、火と血の舌が這い廻った。友人たちは先に行ってしまい、私だけが後に残っていた。その時、何とも知れぬ恐怖に震えながら、私は自然の大きな叫び声を聞いた……」

　絵の主人公であるムンクは、上記のような言葉からどのような叫びを聴いたと思いますか。500字以内で自由に書いてください。

小論文解答用紙

左記の課題を読んで、記入してください。

2月11日試験

《問題文の上に、ヨハネス・フェルメールの「真珠の耳飾りの少女」の画像あり》

　昨年、話題となった「ヨハネス・フェルメール」の「真珠の耳飾りの少女」です。この絵は、400年間の時を越えて、何かを語りかける絵として有名です。
　彼女は、今のあなたに何を語りかけていると思いますか。500字以内で自由に書いてください。

小論文解答用紙

左記の課題を読んで、記入してください。

問題　次の文章を読んで、以下の問に答えなさい。

　九十三歳という、若いときには考えてもみなかった年齢まで生きてしまって、いろいろな経験もしてきたせいか、世間では常識になっているやさしさとか、思いやりといったようなことについて、このごろの私は、自分の経験から「いや、それは違うかもしれないぞ」と思うことがよくある。

　私自身の生活を思い返してみても、いろいろある。高齢社会といわれはじめた頃だった。ある建築関係のＰＲ誌の座談会によばれて、当時すでに高齢者といわれる年になっていた私は、その立場での発言を求められたのだった。それは高齢者のための住いとしてバリアフリーということが流行語のひとつになっていたが、それについて意見をきかれて、

「車椅子生活や足の動きが不自由になったら、それは便利でいいと思いますが、健常者には、あまり早々とそんなことを考えなくてもいいでしょう。注意力をなくさないことも大切だと思うのです」

　と、私の問題として話した記憶がある。私は自分のことを考えたのだった。家の中ばかりバリアフリーにしても、一歩家を出れば外はバリアだらけ、階段だらけなのだ。当時まだ駅にエスカレーターやエレベーターのあるところは少なかった。

　そろそろ足が弱ってきたとき、私のことをいろいろ考えてくれている身内のものが、

「今のうちに、家の中をもっと住みやすく、バリアフリーにしておいた方がいいよ」

　とすすめてくれたが、そういう心づかいには感謝しながらも、実際問題としては、私自身が注意力をなくしてしまいそうで、まだこのままがいいと思っていたときだったのだ。

　もともと私の住いは、変な家だが床面はほとんど平らになっている。夫が次々と本を買っては置き場所に困ると物置をあちこちにつぎ足し、それをくり返していた。だから、上がったり降りたりより、紙袋に入れた資料が床に置いてあったり、積み重ねてある本を蹴飛ばしたり、つまずいたりしないようにと気をつけることには慣れていたので、夫本位の家から、自分中心の一人ぐらしになっても、足元に注意することは忘れていなかった。

　夫が亡くなって四半世紀がすぎたが、まだ私はその古い家でくらしている。真夜中に電気もつけずに家の中を歩いても、何歩歩けば次の部屋のドアがあり、三センチほどの段差があるから気をつけるようにと、自分のからだがおぼえていて注意をうながすのだ。

　三センチの段差でも足をあげる力がなくなったら、私はこの家に住めなくなり、ケアつきのマンションにでも移るか、どこかのホームに入れてもらわなければならないだろうが、今日はできるから、明日のことに思いわずらうことはすまいと思っている。人の体力とか注意力は、日々ほどよく訓練されていないと、どんどん萎えていくのではないだろうか。

　最近、こんな経験をした。したしくしているある知りあいの娘が、数日、泊まりがけで私がなまけている家事を片づけにきてくれた。彼女のお母さんが私と同年配なので、ふだんはよく世話をしているようだ。私にも親身につくしてくれて、たとえば私が毎朝一回だけ飲んでいる血圧の薬を、朝食のあとで飲もうとすると、さっと立って台所にいきコップに水を入れて持ってきてくれる。

　何日もしないのに、彼女が帰ってまた一人の日々がはじまった朝、薬を飲もうとして、ふと気がついた。

「あら、水を持ってくるのを忘れている」

思わず口に出してしまった自分の言葉に、やっぱり、人に頼ってしまうとだめになるという思いを深くした。

　いつも、朝食がすむと、食器をひとまとめにして台所に運んだ手に、カップを持って水を食卓に、という手順にしているのに、親切な人に食事がすむとさっと片づけてもらい、私はデンと座ったままでテレビなど見ていて、そこにさっと水を持ってきてもらうと、おもむろに薬を飲む、そんなことが数日つづいただけで、もう私は自分の作ったルールを忘れてしまったのかと、びっくりしたり、ぞっとしたりした。

　人はちょっと楽をすると、すぐその方が快適なのでそちらに傾いていってしまう。とくに老いてみると、その傾向は著しい。だから一人ぐらしの私はぞっとしたのだ。

　何もかも人にしてもらえる生活は、しあわせのようだが、それがいいとは思わない。それは頭では思っていても、からだはできるだけ楽を望むのか、私は数日で変わった自分にショックを受けた。ひょっと気をゆるめたら、無限に楽な方にいってしまう自分に、甘えていたら下降線をたどるだけだぞと、きびしい声をかけた。

　バリアフリーの家に住まないとか、一人ぐらしには、いつも適度の緊張感がなければといっている自分に、裏切られたような思いも持ったが、考えてみれば、年とは関係なく、人間の能力は使わなければどんどん衰えていくことに気づいていたはずだった。

　私の幼い頃は計算機などなかったから、ソロバンができなければ事務はできないといわれていた。私は小学生の頃からソロバンを習い、頭の中にソロバンをおいてする暗算も得意だった。夫と二人分の税金の計算だってそれほど努力しなくてもできた。

　しかし、便利な計算機が使えるようになり、それに頼っていたら、おどろくことに、得意だった暗算ができなくなったことに気がついた。今では、買いものをしておつりをもらっても、それを確かめる暗算もできず、おろおろとしてしまうこともある。老化のためとばかりはいえないと思うのは、ずっとつづけていることについては、多少の衰えは感じても、まだそれなりの能力はあると思うのだ。

　もう何度も話したり書いたりしていることなので、今さら書くことは気がひけるが、例として携帯電話をアドレスブックや電話番号簿にしている方のためにいっておきたいので、私の経験を書く。

　私は妹とかその他の身内のものの電話番号を、短縮機能のある電話機におぼえさせ、妹は１、姪は２、などとおぼえていたら、外で妹の家に連絡したいことができて電話をしようとしたら、みんな番号を忘れてしまっていた。これにもおどろいた。

　私は家で仕事をしているし、あまり外出もしないので、必要がないので携帯を持たないことにしていた。公衆電話がなくなっているに等しいこのごろ、携帯くらいは持とうかと考えていた矢先、知人が携帯をどこかに置き忘れて困ったという話をしていた。

「あれがないと、生活できないわ。人の住所も電話番号も、みんな入っているのだもの。どうしよう」

　とあわてた。何もかも記憶させて頼っていた機械を失った人間が、ヘナヘナと崩れ落ちていく姿を想像して、携帯くらいは持とうかと思ったことを取りやめにした。

吉沢久子著　「94歳。寄りかからず。前向きに　おおらかに」（株式会社　海竜社）
出題の都合により一部改変

問1．本文を200字以内で要約しなさい。

問2．著者が本文で指摘している点について今後どうすべきか、あなた自身の考えを600字以内で述べなさい。

平成25年度 金沢医科大学医学部入学試験問題
一般入学試験（小論文）1日目

答えは解答用紙に記入しなさい。

【問題】課題文を読み、300字以内で要約しなさい。

　勉強するといいことがあるのだが、それが何だか、おわかりだろうか。勉強するといちばんいいことは、知識が増えること以上に、頭が良くなるということなのだ。

　「勉強すると頭が良くなる」ということは意外に見落とされているが、「なぜ勉強をするのか」という問いへの一つの端的な答えである。運動すると運動神経が良くなる。運動部に入って何年かやっていると、元はそんなに動きが鋭くなかった人でも、ある程度、体が動くようになる。それと似ている。勉強すると頭が良くなる。頭が良くなると同時に心のコントロールもうまくいくようになる、というのが大方の筋道だ。

　勉強というものをすることによって、ある種の自制心という、メンタルコントロール（心の制御）の技術も学ぶことができる。そういう心の技がセットで付いてくるわけである。これは、言ってみると人類の長年の知恵である。

　考えてみれば当たり前のことにすぎない。勉強するということの基本は、人の言うことを聴くことである。耳を傾けて我慢して聴くという心の構えが求められる。「おれが、おれが」という自己中心的・独善的な態度を一度捨てる必要がある。「自分に理解できないことは全部価値がない」という、自分の好きか嫌いかが世界をすべて決めるという態度では何も学べないのだ。

　先人たちの発見したことに対して耳を傾け、しっかりと聴くということが、学ぶということの基本だ。そうした学ぶ構えができている人は、ほかの人に対しての意識を持つこともできやすい。人の言葉を聴いている間は、自己中心的な態度をやめているということだからだ。

　本を読むということも、同じく聴く構えを要求される。著者に対して100パーセント同意するのではないまでも、耳を傾け虚心坦懐に、つまり心をすっきりさせて、読むわけだ。もちろん反発もあるかもしれないが、まずは相手の言っていることを受け入れてみようという、「積極的に受動的な構え」を、勉強・読書を通じてつくり上げる。これが学ぶ構えの基本なのだ。

　学ぶ構えの基本は、受動的であることに積極的な「積極的受動性」である。自己表現の意欲があるのは構わない。表現するためにいろいろなものを読んで、自分のものにしてそれで表現するのが、筋道なのだ。モーツァルトが音楽の技法・文法を修得して表現したように、である。

　知識や技を吸収するときには、人の言っていることに耳を傾けるという素直な態度が必要である。素直であるということが、学ぶという活動そのものの持っている本質なのだ。

　もちろん反発しながら、ぶつかり合いながら学ぶというやり方もないわけではない。そのテキスト（教材）と格闘してこれを絶対に否定してやろうと思ってやる、ということもないわけではないが、基本的には学ぶという活動は「素直さ」を育てるものである。だから勉強すればするほど意固地になっているとしたら、これは学び方がどこか狂っているのではないか。偏狭な考えになっていくようでは、学んでいる甲斐がないことになってしまう。

　そういうわけで、勉強をすると素直に吸収する構えが技となる。これがすなわち、頭自体が良くなるということだ。だから「頭がいいから勉強ができる」とか、「頭が悪いから勉強ができない」などとよくいうが、そういう考えはあまり発展性のある考え方ではない。実際、「頭の良さ」はトレーニングによって明白に向上する。「頭」と私たちが思っているものは、もちろん情報の高速処理もあるが、おもに文脈をつける力を指していることが多い。その文脈をつけて理解する力というのは、やればやるほど伸びていくものなのだ。

　勉強というものはそういう意味で、まず頭を良くするし、ある程度自制心をもって心をコントロールするということに大変役立つ。もちろん、その上に知識そのものの価値ということが乗っかってくる。

　文脈をしっかり捉える理解力の養成は、学問共通の効用である。たとえば江戸時代の人がやっていた学問というものは、現在の最先端の学問とくらべると、ずいぶんと遅れている、もしくは狭かった。けれども、それを真面目に勉強した、たとえば新井白石のような人の知性が濁っていたかというと、それなりに頭がすっきりしている。

　だからこそ、彼の著書『西洋紀聞』にあるように、イタリア人宣教師・シドッチを尋問した際に、言語の壁を越えたやりとりが可能だった。たとえ、文化・宗教・母国語が異なっていたとしても、理解力のある者同士の間では、密度の高いコミュニケーションが成立するのである。

　私たちは、理解を共有できるという信頼感を持ってこの社会を形成している。だからこそ私たちは他人を信用できるし、そういう共通の理解の下に立って、それを固定化したのが社会のシステムというものなのだ。そう考えてくると、私たちが社会に対して信頼感を持ち、他人に対してある程度通じ合えるという確信を持てるのは、お互いに頭のしっかりしたはたらきをもって理解を共有できるからなのだ、といえよう。

齋藤　孝『教育力』より（一部改変）

関西医科大学　問題　25年度

平成２５年度　一般入学試験小論文課題

インターネット情報の功罪について

小論文（平成25年度後期）

今までに読んだマンガを除く書物で自分自身の生き方や考え方が変わった一作品を選びそのタイトルと、可能なら著者名を書け。あらすじを書き、さらに生き方や考え方がその作品を読む前と読んだ後でどのように変わったのかを述べよ。

（注）横書きで400字以内にまとめること。

福岡大学

問題　25年度

○以下は，「科学万能主義」と「科学不信」のはざまで苦悩する現代社会の深刻な問題について述べた文章である。これに対するあなたの考えを400字程度で述べなさい。

　現代は，科学と人間の間の不協和音が大きく響き始めている時代だろう。科学の多くの成果に囲まれ，科学抜きではもはや生きていくことが出来ないことを知りつつ，科学に起因する問題が山積し，科学に追い回されるのはもう沢山と思う人々が増えているからである。科学を高く評価して，それがもたらす便宜を満喫しながら，科学は人間を幸せにしないのかも，と漠然とした不安感を抱いているのが実情なのではないだろうか。科学は過酷な自然に抗する知の結晶であり，人類が生き残って来られたのは科学のおかげだと見なされてはきた。科学の力によってさまざまな厄災を克服できただけでなく，生産力を上げ，生活の便宜を向上させて人類の幸福度を高めてきたからだ。ところが，ここに来て，科学の無力さがクローズアップされているような状況が生じている。地球温暖化を始めとする地球環境の危機や依然として続く核戦争の恐怖，抗生物質が効かなくなっていったん押さえ込んだはずの細菌が逆襲を開始し，エイズやSARSなど治療法がわからない新種のウイルスが蔓延するようになった。科学は人間の生活や生産力の向上に依然として大きな寄与をしているのだが，その限界も露わになり，科学不信が強まっているのである。さらに，遺伝子改変などバイオテクノロジーの発達は，人間の誕生から死に至るまでの全過程をコントロールすることを可能にしつつある。科学が人類の未来に何をもたらすのかについて，人々が抱く漠然たる恐れも大きくなっている。科学への不安感，不信感，漠然たる恐れ，それらがない交ぜになった気分が高まっているのである。

　そして2011年3月に東日本大震災が勃発した。マグニチュード9.0という大地震とそれによって励起された大津波は人間の手ではどうしようもない「天災」であったが，それによって引き起こされた福島第一原発の大事故は「人災」の要素が強く，最新の粋を誇る科学・技術への信頼感を大きく揺るがせることになった。併せて，そのような科学・技術を先導したにもかかわらず，責任をとろうとしない科学者・技術者の社会的責任も厳しく問われる状況になっている。寺田寅彦が「文明が進むほど天災による損害の程度も累進する」と述べ，続けて「文明が進むに従って人間は次第に自然を征服しようとする野心を生じた」と述べている（「天災と国防」昭和9年11月，『寺田

寅彦全集　第7巻』所収，岩波書店）ように，近代化したが故に天災の被害は拡大するとともに，科学・技術の発達によって人間は（特に科学の専門家は）増長して自然を制御できるかのように錯覚し大失敗を犯してしまったのだ。ここにおいて科学と人間の間の不協和音は最高潮に達した感がある。果たして，これまで通りの科学偏重路線で進むのか，それともいったん停止して科学と社会の関係を見直すのか，今重大な岐路にさしかかっていると言えるだろう。

（池内　了「科学と人間の不協和音」より抜粋）

小論文解答用紙

日本医科大学 解答

25年度

出題者のネライ

文章の構成力、テーマの設定力、受験者の発想力を見る。

書き方のポイント

まずは、Aさんの行動によってBさんの生命が危険にさらされていることを認識する必要がある。このような重大な結果を招いているため、Aさんの行動に賛成、反対というのではなく、どのような点に問題があったか、どのような行動がとれたかを考えるのがよい。

AさんとBさんの状況を把握しておく。二人がいたテント村は川沿いにあり、川の増水によっては浸水する可能性があるばかりか、テントが流される危険性がある。上流にあるダムの放水は、急激に川が増水することを意味し、テント村にいる人たちは避難しなければ生命が危険にさらされることがわかる。

そのような状況で、ダムの放水が3時間後に行われると予告された。Aさんは避難することを決めたが、Bさんは眠気があり、避難を渋っている。AさんはBさんの「大丈夫、先に行って」という言葉を信じ、一人で避難するが、避難所に着くと放水時間が早まるというアナウンスが流れていた。結果、Bさんは逃げ遅れている状態であることがわかる。

Aさんの行動の問題点は、Bさんと共に避難しなかったことにあると考えられる。AさんはBさんの、あとから逃げるという言葉を信じたわけだが、熟睡していた人がまた寝入ったとして、放水に間に合う時間に起きられるとは限らない。また、ダムが満水となっていることから、雨量によっては、決壊、もしくは早めに放水する可能性がないとも限らない。さらに、寝ぼけているBさんが、夜間、すみやかに避難所まで移動できるかも定かではない。Aさんには、このように、先の出来事を予想する力が不足していたといえる。

この点をふまえて、Aさんがどのように行動すればBさんの生命を危険にさらさなかったのかを述べる必要がある。

模範解答例

Aさんの行動は、結果としてBさんの生命を危険にさらしている点が問題だと考える。Bさんが「まだ3時間あるしもう少し寝たい」と言い、その気持ちを尊重したことは理解できる。強い眠気を覚えているときに起こされることはたいへん不快なことであり、時間が許すならば眠っていたくなるものだ。Aさんも、その点から、Bさんに同情し、時間があるのならば、もう少し眠らせてあげてもよいのではないかと考えたのではないか。また、Bさんが「大丈夫、先に行って」と、あとで避難するつもりでいることが読み取れる発言をしていることから、Bさんはあとで避難するからよいと考えた可能性もある。しかし、Aさんには、そのように考え、行動した結果、どうなるか予想する力が不足している。たとえば、強い眠気を覚えているBさんが寝た場合、放水に間に合うように起きられるかどうかはわからない。そのまま眠り続けてしまう可能性もある。そうなれば、避難することができず、川の増水によってテントごと流されてしまい、生命が危険にさらされるのである。また、すでにダムが満水となっていることから、すぐにでも放水する可能性があることも予想できることだと思う。これらのことから、Bさんの気持ちは理解しながらも、自分たちの命を守るために、一刻も早く避難する必要があることは明白だ。Aさんのとった行動について、理解はできるが、軽率であったと私は思う。(587字)

日本大学 解答

25年度

出題者のネライ

読解力、要約力、文章の構成力を見る。

書き方のポイント

問題で「著者はどのようなことを言いたかったのか。」と問われていることに注意する。文章の著者の主張を要約する問題である。「"自分のことば"という意味を考えた上で」とあるので、まず、著者の言う「自分のことば」が、どのようなものであるかを定義付け、それに結びつけて著者の主張を述べるという構成をとるのがよい。

著者は、「自分のことば」と「辞典に載っていることば」を対比的にとらえている。辞典を引いてことばを選ぶと、なぜ、「自分のことば」とは言えなくなるのかという点について考え、「自分のことば」を定義づける。その際、「最も端的に表現できる語句というのは、もしかして小説の文章に向いていないのではないか。」という著者のことばが手がかりになる。そのように主張するのは、著者が「小説の面白さ」とは「別の言い方で意味の周辺をぐるぐる回っているような文章」と考えているからである。以上の点をふまえて、模範解答例では「自分のことば」を「自分が表現したいことを最も自分らしく言い表すことのできることば」、「表現者としての自己の存在のあり方までをも表現できることば」と定義している。この定義は、受験生それぞれ独自のものであってかまわないが、著者の考えに沿っている必要がある。そして、この定義をふまえて、最終的に著者の主張をまとめるようにすればよい。

模範解答例

この文章の著者の言う「自分のことば」とは、どんなことばを指すのだろうか。「自分のことば」と言っても、これまで誰も使ったことのない新しいことばを作りだすことではあるまい。もちろん、小説家が独自のことばを作りだすことはある。たとえば、「微苦笑」ということばは久米正雄という小説家が作ったと言われている。だが、それも「微笑」と「苦笑」を組み合わせたもので、全く新しいことばをこしらえたわけではない。「自分のことば」とは、「自分が表現したいことを最も自分らしく言い表すことのできることば」のことであろう。それは単に意味が正確なことばのことではない。著者は、「最も端的に表現できる語句というのは、もしかして小説の文章に向いていないのではないか。」と述べている。「最も端的に表現できる語句」では、自分が何かを表現しようとして苦心を重ねた経験、そうした自分自身の存在までは表現できないと、感じられるからだろう。「自分のことば」とは、「表現者としての自己の存在のあり方までをも表現できることば」であるとも言える。こうした自己の存在までをも言い表す表現は、辞典を引いて「最も適当と思えるもの」を選ぶことでは生まれない。著者が「小説の面白さ」だとする「別の言い方で意味の周辺をぐるぐる回っているような文章」を書くことはできない。辞典を引くことで、自分だけの力で表現に立ち向かう姿勢が、幾分か割り引かれてしまうのである。表現に他者からの借り物の部分が入りこむと言ってもよい。「辞典などというもののない場所やなかった時代に書かれた」文章の場合、そういう意味での「他者からの借りものの部分」が入りこむ余地はない。したがって、それこそが「真に自分の文章」だと言える。著者のこの主張の背後には、小説という形式においては、できるだけ独力で表現という行為に立ち向かうべきだ、という考えがある。（779字）

東海大学　解答

25年度

2月10日

出題者のネライ

想像力、読解力、文章の構成力を見る。

書き方のポイント

絵を解釈する問題である。ムンクの「叫び」は有名な絵で、既にさまざまな解釈が行われており、その一端に触れた受験生もいることであろう。しかし、これは絵画史の試験ではないので、問題にも「自由に書いてください。」とあるように、これまでの解釈にこだわらず、絵を見て自分の心に浮かんだ内容を自由に述べればよい。

ただし、問題中にムンク自身が語った言葉が紹介されているので、その言葉に沿った解釈をする、あるいは、その言葉を参考にすることが必要であり、この問題では、受験生の想像力とともに、ムンクの言葉を理解する読解力が問われているといえる。

ムンクの言葉から、絵の中の人物がムンク自身であることがわかる。また、「友人たちは先に行ってしまい、私だけが後に残っていた。」から、このときムンクが孤独を感じていたことも読み取れる。また絵の題名である「叫び」とは、「自然の大きな叫び声」であり、それをムンクが「何とも知れぬ恐怖に震えながら」聞いたという点も重要である。つまり、この叫びとは、「自然の声」だったのであり、それを「恐怖に震えながら」聞かなければならなかったのは、ムンクが「孤独」だったからだということがいえるであろう。

「自然」という語をどう解釈するかは、人によってかなり分かれる。また、どの解釈が正しいということもないので、各自の考えに沿って「自由に」書けばよい。模範解答例では、一般の「人間（人工）に対置して考えられる自然」という解釈ではなく、「一人の人間を取り巻く世界そのもの」として自然をとらえ、それを「孤独」と関連づけて論じている。

模範解答例

ムンクの語った言葉から、この絵の中の人物は、作者であるムンク自身であると考えられる。口を大きく開いた表情は、「何とも知れぬ恐怖」を表している。この人物、つまりムンクは、孤独にさいなまれている。「友人たちは先に行ってしまい、私だけが後に残っていた。」とある。そうした孤独の中で、ムンクは「恐怖」に震えながら「自然の大きな叫び声」を聞いたのである。この自然の恐怖とは、たとえば「自然界には人間を襲う動物がいる」といった類の自然の恐ろしさではない。そうではなく、自分を取り囲む世界そのものの恐ろしさである。自分が周囲の世界と調和していると感じるとき、人は幸福だ。しかし、反対に、周囲の全てが自分とは何の関わりもないと感じたとしたら、その孤独は、きわめて深いものであるにちがいない。「何もかもが、私に親しくない、全ては私に関わりがない。」という疎外感とともに、たった一人で世界に対峙するとき、世界は決して優しいものではない。ムンクの聞いた叫びは、自分と関わりのない世界そのものの威圧感、言いかえれば、人間が一時的にせよ、世界との関連を失ったときに感じる恐怖そのものだったと、私は考える。（488字）

東海大学

解 答

25年度

2月11日

出題者のネライ

想像力、文章の構成力を見る。

書き方のポイント

　絵を見て、そこから連想する内容を述べる問題である。出題の意図を正しくとらえることが重要。「彼女は、今のあなたに何を語りかけていると思いますか。」と問われているので、絵自体の説明をくわしく述べても、問題に答えていることにはならない。ただし、書こうとする内容に関連のある範囲で、どんな絵であるかを簡潔に述べるのはかまわない。

　絵の中の少女が何を語りかけているかについて、どう想像しても自由であり、正解・不正解があるものではない。ただし、独自性を出そうとするあまり、あまりに突拍子のないことを無理に書くのは禁物。自分の心が想像したものを、素直に膨らませていくべきである。実際に、絵の中の少女と会話を交わすつもりで想像してみるのもよい。

　語りかける内容として、「今日は、楽しかったわ。さようなら。」などといった具体的なものを思い浮かべ、その具体的な状況をそのまま展開することもできる。また、模範解答例のように、具体的な会話を抽象的な概念と結びつけていくこともできる。（模範解答例では、少女を「過去の化身」として、「過去」という抽象概念を持ち出している。）どちらの方法を採ってもよいが、具体的な状況のまま完結させるのは、思ったよりも難しく、模範解答例のように抽象的な概念を持ち出す方が書きやすい場合があることを指摘しておく。「個別的・具体的事物」→「抽象概念」という思考の法則は、非常に一般的なものだからである。模範解答例では、別れの場面から「過去」という概念に進んでいるが、出会いの場面と解釈すれば、「自己の再発見」という概念に結びつけることができる。また、単に絵の中の少女との会話だけで終わるのではなく、それを自分の人生観の一端に関連づけるようにすると、内容が充実する。

模範解答例

　絵の中の少女は、体を横に向け、肩越しにこちらを見つめている。別れの挨拶を交わしたあと、去り際にふと、こちらを振り返って何かを言おうとしているように見える。彼女は今、自分のもとから立ち去ろうとしている、という想像は、私に、過去を連想させる。彼女は、私の過去の化身なのかもしれない。彼女は、「何か言い忘れたことはないの？」と、私に問いかけようとしているのかもしれない。何かやり残した、大切なことはなかったか、忘れている大切なことはないか。そんなことを考えさせられる絵である。それは、明白な怠慢や過ちといったものではなく、「ああ、あのときもっとあの人に、ほんの少しでも優しくしてあげればよかった。」といった、いわば白い布にぽつりと落ちたインクの染みのような、小さな悔恨である。しかし、どんなに小さくても、時がもどらないものである以上、それは消し去ることができないものでもある。　絵の中の少女は、「今という時間はすぐさま過去に変わり、取りもどすことはできない、だから今このときを、できるだけ真摯に、誠実に生きなければならない。」ということを、私に思い出させてくれる。（477字）

獨協医科大学 解答

25年度

2月12日

出題者のネライ
読解力、要約力、文章の構成力を見る。

書き方のポイント
問1では、著者の文章の展開に沿ってまとめていく。「高齢になって、やさしさや思いやりに疑念を抱くようになった」ことに関して、「バリアフリー」「知りあいの娘に頼っていたら、日々の習慣が崩れてしまったこと」「計算機」「短縮機能のある電話機」「携帯電話」などの例が語られている。それら全てに共通しているのは、「人間の能力は使わなければどんどん衰えていく」という著者の考えである。

問2では、著者の考えをふまえた上で、「今後どうすべきか」について受験生自身の考えを書くことが求められている。著者は、「携帯くらいは持とうかと思ったことを取りやめにした。」と文章を締めくくっているが、この対応を全ての人に求めるわけにはいかない。そこで、著者個人の問題から、一般的な問題へと論点を広げる必要がある。「今後どうすべきか」という問題には、個人的な対応と社会的な対策の両面から答えることが望ましい。

模範解答例

問1　九十三歳という年齢になると、やさしさや思いやりということについて疑念を感じることがある。たとえば、バリアフリーについても、自分の注意力をなくしてしまいそうな危惧を感じる。また、最近、知りあいの娘の親切に頼っていたら、自分の日々の習慣が崩れてしまったという体験をした。人間の能力は使わなければ衰えるものである。それは、身体能力や習慣だけに限らず、計算する力や記憶する力にも言えることである。（194字）

問2　人間の能力は使わないとどんどん衰えるという著者の指摘は、もっともである。それまで自立できていた高齢者が、事故などで入院したことをきっかけに寝たきりになってしまうという話も、よく耳にする。しかし、では、社会全体でバリアフリー化はやめよう、計算機や携帯電話は使わないようにしようという単純な方策を採るわけにはいかない。それぞれにそれが存在する必然性があるからである。問題は、個人の自立をどうやって最大限尊重し、維持、支援していくかということだ。それは、著者のような高齢者に限らず、社会に生きる全ての人にとっての自立である。個人個人としては、いわゆる「人にやさしい施設」や「便利な機器」を、活用はしても、それに頼り切らないように心掛ける気持ちを持つことが大切だ。社会的には、「やさしさ」や「便利さ」を押しつけるのではなく、本当にそれを必要としている人に、必要としている分だけ提供するという取り組みが必要であろう。現実に、「バリアフリーとは反対に、意図的にバリアを設けた介護施設」も登場していると聞く。そうすることで、高齢者の自立度を高めようとする試みだ。ただし、同時に、現実に自立が難しくなった人に対するケアが、その程度に応じて十分に行き渡るよう対策を講じることも必要である。完全に自立した人間というものは存在せず、だれでもどこかで互いに支え合っているのが、人間の社会というものだからである。（593字）

金沢医科大学 解答

25年度

1日目

出題者のネライ

文章や段落構成を理解する能力、文章の要約力を見る。

書き方のポイント

文章全体の構成として、第一段落から第三段落では、「勉強すると頭が良くなる」ことについて述べている。勉強をすることで頭が良くなり、心のコントロールができるようになる、と筆者は言うのである。そしてそれを「人類の長年の知恵」と表現している。

第四段落から第九段落では、「勉強すると頭が良くなる」理由について述べている。人の意見を聞くためには、「自己中心的・独善的な態度」や、好き嫌いで判断する態度を改めなければならない。そのようにして、素直な心で吸収した知識や技を、自分の表現に生かす「積極的受動性」が学習の基本であると言うのである。

第十・十一段落では、勉強することで身につく「素直に吸収する構え」が、頭が良くなることだと述べ、勉強することで頭が良くなる仕組みはどのようなものかまとめている。ここでいう頭の良さは、情報を処理する速度だけではなく、文脈を理解する力を指していることが明らかにされる。頭を良くすること、心のコントロールができるようになること、知識そのものの価値、この三つが、勉強によって得られるものなのだとしている。

第十二・十三段落では、新井白石を例に挙げ、勉強することで、文化や使う言葉の違う者同士でも「密度の高いコミュニケーションが成立する」ようになるとしており、第十四段落では、理解し合えるという信頼感によって社会が成り立っていることを指摘し、そのような社会で、信頼感を持って生きているのは、しっかりした頭のはたらきによるとまとめている。

これらのことから、勉強することで頭が良くなる仕組みについて、次のような内容の大筋が見えてくる。勉強をする→素直に吸収する構えや、心をコントロールすること、知識が身につく→相手に対する理解力が高まる→社会は相手を理解できる、または相手に理解されるという信頼感によって成り立っており、社会の中では、そのような「頭」の良さが必要だ、という流れである。

これをふまえ、「素直に吸収する構え」「心のコントロール」「理解力」など、文章の中で重視されている言葉を使いながら要約することが重要である。

模範解答例

人間は勉強することで頭が良くなる。それは、勉強すれば、相手の考えを素直に吸収する構えや、そのような構えをとるための心のコントロールが身につき、さらに知識そのものも理解できるからだ。このようにして身につけた、相手の意見について文脈をつけて理解する力は、相手と文化や宗教、母国語などが違っていても通用するものであり、相手との間に密度の高いコミュニケーションを成立させることができる。私たちの社会は、相手と理解し合えるという信頼感によって形成されているものであり、このような信頼感がもてるのは、それぞれが勉強によって身に付けた頭の良さによって、理解し合えるからだといえる。(283字)

関西医科大学 解答

25年度

出題者のネライ

文章の構成力、テーマの設定力を見る。

書き方のポイント

　インターネットの検索サイトでは、調べたい言葉を入力するだけで、さまざまな情報が表示される。インターネットが普及するまでは、わからないことがあったら、専門書を読んだり、専門家に尋ねたりする必要があった。そのような手間がなくなったため、インターネットによって、情報を手に入れることが容易になったと考える人は多い。

　このような「功」のあるインターネット情報の問題点とは何だろうか。たとえば、かつての情報収集方法では、専門書などの言葉を理解するために、その分野の基礎的な知識や、内容によっては、より専門的な知識を勉強する必要があった。一方、インターネットの情報はだれでも発信することが可能であるため、専門家だけでなく、専門家ではないものの、その分野に関わった人からもたらされる場合もある。専門家ではない人が、何も知らない人の視点を理解した上で情報を記せば、よりわかりやすい情報となることが多い。

　この点もインターネット情報の「功」に見える。しかし、実際は問題も含んでいる。たとえば、医療について専門家ではない人物からもたらされた情報があったとする。専門家であれば、現代の技術や知識としてより正確な情報がもたらされると考えられる。ところが、そうでない人物からもたらされた情報は、必ずしもより正確とは限らない。さらに、専門家でもなく、関わってもいない人物が、それらしく装って情報を掲載することも技術的には可能なのである。つまり、インターネット情報は手に入れやすいが、情報提供者がはっきりしない場合、正確ではない情報や、間違った情報が交じっている可能性があるという問題点がある。間違った情報を鵜呑みにしてしまうと、物事の対処法を間違えたり、自分に不利な先入観を持ってしまったりする可能性すらある。とくに、医療の分野では、ある症状に対する対処法を間違えたりすれば、命に関わる場合もある重大事である。これらの「罪」をふまえ、インターネット情報を利用しなければならないことを理解しておく。

模範解答例

　今日、パソコンをはじめ、さまざまな機器でインターネットを利用することができるようになった。インターネットでは、自分の知りたいことがらを入力するだけで情報を得ることができるという利点があり、得られる情報も膨大である。利用者は、その中から情報を選び取る必要があり、このとき問題となるのが、インターネットの情報の正確さである。かつて、書籍から情報を得ていた時代は、書籍を書いた人物が何を専門にしているか、どのような経歴があるかがはっきりしていることが多く、そこから、その書籍の情報の正確さを考えることができた。しかし、インターネットでは、必ずしも情報提供者がどのような人物かはっきりしているとはいえない場合も多い。そのため、情報の正確さがはっきりとわからないこともある。情報を活用する上で、これは大きな問題である。たとえば、医療の分野の場合、情報が正確でなければ、症状への対処法などで間違った知識を得てしまう可能性があるなどの問題が生じてしまう。このような点から、インターネットの知識は、手軽に得られるという長所があるが、利用する場合には、十分注意をし、鵜呑みにしてはならないという短所もあるといえる。(498字)

近畿大学 解答

25年度

後期試験

出題者のネライ

文章の構成力、テーマの設定力を見る。

書き方のポイント

自分の人生に影響を与えた本や出来事、人物などについては、小論文に限らず、面接などで問われる可能性があるため、書名やあらすじ、出来事の大筋、人物に対する印象や、それによって、自分がどのような影響を受けたかを、簡単に説明できるようにしておくとよい。

まず、自分自身の生き方や考え方が変わった作品について、その作品のどのような点が自分に影響を与えたかを考える。たとえば、主人公が他人の幸せについて考える場面を読んで、「自分も人の役に立つ仕事に就きたい」と考えるようになったということや、主人公が必死に難病の研究をする場面から、「人々を困らせている病気の原因を突き止めたい、そのために人生を費やしてもいい」と考えるようになったなどといった、具体的な自分の生き方、考え方の変化をつかむ。その上で、作品のあらすじでは、自分の生き方や考え方に影響した部分を書き漏らさないように気をつける。

作品のあらすじを書く場合には、たとえば物語であれば、物語の始まりと、主な事件などの経過、事件による主人公の意識や環境の変化、結末を記す。伝記などであれば、人物の生い立ちや、業績、業績を上げた後の出来事などについて記す。

この問題では、「読む前と読んだ後でどのように変わったのか」を述べるよう、指定があるので、読む前の自分の考えも書くようにする。また、「マンガを除く書物」と指定されているので、その点にも注意する。また、あらすじを書くように指定があるので、あらすじを書きにくい随筆や論説文などではなく、小説や伝記などを選ぶのがよいだろう。

解答全体の構成としては、書名、可能ならば著者名→あらすじ→印象的な場面→それまでの自分の考え方と変化した考え方、といった流れにすると書きやすい。

模範解答例

私は、小学生のとき、宮沢賢治の「銀河鉄道の夜」という作品を読んで、考え方が変わった。「銀河鉄道の夜」は、ジョバンニという男の子が、ある晩、不思議な列車に乗り、乗り合わせた友人、カムパネルラと共に旅をするという物語だ。物語では、宇宙を思わせるさまざまな景色が現れる。中には、サソリの形に並んだ赤い火もある。このサソリは、自分の体をみんなの幸いのために使うことを願って、火となり、闇を照らしているのだという。ジョバンニは自分もみんなの幸いのためなら、犠牲になって構わないと考えるようになる。読み終わって、私もジョバンニと同じ気分になった。それまでは、自分の主張を通そうと思うあまり、両親に反発することが多かったのだが、自分のことだけではなく、全体を考えたときに何が大事か、より多くの人が幸せを感じる方法は何かを考えて行動したいと思うようになった。その思いは現在も同じである。（385字）

福岡大学

解 答

25年度

出題者のネライ

文章を理解する能力、テーマの設定力を見る。

書き方のポイント

まずは、文章全体の構成をつかむ。第一段落では、現代人の科学に対する印象をまとめている。現代人は科学の成果を活用して、便利な生活を送っており、「科学抜きではもはや生きていくことが出来ない」と考える一方、「科学は人間を幸せにしないのかも、と漠然とした不安を抱いている」のである。この段落からは、人類が自然に対し、科学による知で対抗して生き残ってきたと考えながらも、環境破壊や、核兵器、抗生物質が効かなくなった細菌などへの恐怖など、科学ではどうすることもできない問題を抱えている人類の姿が浮かび上がってくる。しかも、環境破壊、核兵器などの問題は、科学の発達や、技術の向上などに起因するものである。抗生物質が効かなくなった細菌についても、抗生物質が使われたことによって抗生物質に耐性を持つ細菌が増えたという説があり、こちらも科学によってもたらされた恐怖だと言える。このような問題から科学に対して不安を感じている現代人の目の前に、遺伝子操作という生命に対する技術の発達が、新たな不安感や恐れとなって存在している。

第二段落では、このような不安の中で、東日本大震災が発生した、と述べる。この震災では、「天災」により多くの被害が発生しただけでなく、「福島第一原発の大事故」のような、科学技術の向上によって生まれたものが、人間に大きな被害をもたらす事態にもなった。この事故について、筆者は「人災」の要素が強いと述べ、さらに「科学者・技術者」については、「社会的責任」を「厳しく問われる状況になっている」と、このような事態を招いた科学や技術を人類の生活に取り入れた人物たちに対する責任問題についても述べている点をおさえておく。科学や技術の向上によって、生活は便利になる場合があるが、原子力発電所のようなものを作ることで、天災による被害をより広げる可能性があることを指摘しているのである。この部分から、科学偏重路線を続けることの危険性を読み取っておこう。

これらの流れをふまえ、科学の発達による便利な生活と、科学のもたらす恐怖と、どのように折り合いをつけていくのか、考えることが重要である。

模範解答例

自然を研究し、発見をすることは、人類の生活に欠かせないものだ。たとえば、天体の観察は農業で種まきの時期を知るためなどに役立った。また、生物の研究は薬となるものを発見したり、病気を治したりするためにも役立ってきた。このように、科学は人類が生き延びるために欠かせないものである。一方、科学によって便利になった生活のために環境が破壊され、科学技術によって作られた原子力発電所の事故によって、多くの人が故郷を離れなければならなくなるなど、科学がもたらす問題も多い。科学者や技術者は、科学が万能ではなく、人類に被害をもたらす場合もあることを理解する必要がある。また、その被害を十分に科学者や技術者ではない人にも説明し、科学の成果や技術をどう使うか皆で話し合って決める必要があると思う。科学の成果を利用して生きていかざるをえない人類にとって、このような話し合いを重ね、科学の限界を知ることが重要だと思う。（396字）

平成24年度

問題と解答

東海大学

時　間：30分
時　間：90分

問題
2月12日試験

24年度

医師になっている10年後の自分に、500字以内で手紙を書いてください。

小論文課題

左記の課題を読んで、記入してください。

(本紙をキリトリ線から切り離して提出しなさい)　　　　　　　　　　　　　　　　（この用紙の範囲内で横書きすること）

獨協医科大学

時 間：90分

問題　次の文章を読んで、以下の問に答えなさい。

　勉強したい、と思う。すると、まず、学校へ行くことを考える。学校の生徒のことではない。いい年をした大人が、である。こどもの手が離れて主婦に時間ができた、もう一度勉強をやりなおしたい。ついては、大学の聴講生にしていただけないか、という相談をもって母校を訪れる。実際の行動には移さないまでも、そうしたいと思っている人はたくさんあるらしい。

　家庭の主婦だけのことではない。新しいことをするのだったら、学校がいちばん。年齢、性別に関係なくそう考える。学ぶには、まず教えてくれる人が必要だ。これまでみんなそう思ってきた。学校は教える人と本を用意して待っている。そこへ行くのが正統的だ、となるのである。

　たしかに、学校教育を受けた人たちは社会で求める知識をある程度身につけている。世の中に知識を必要とする職業が多くなるにつれて、学校が重視されるようになるのは当然であろう。

　いまの社会は、つよい学校信仰ともいうべきものをもっている。全国の中学生の94パーセントまでが高校へ進学している。高校くらい出ておかなければ……と言う。

　ところで、学校の生徒は、先生と教科書にひっぱられて勉強する。自学自習ということばこそあるけれども、独力で知識を得るのではない。いわばグライダーのようなものだ。自力では飛び上がることはできない。

　グライダーと飛行機は遠くからみると、似ている。空を飛ぶのも同じで、グライダーが音もなく優雅に滑空しているさまは、飛行機よりもむしろ美しいくらいだ。ただ、悲しいかな、自力で飛ぶことができない。

　学校はグライダー人間の訓練所である。飛行機人間はつくらない。グライダーの練習に、エンジンのついた飛行機などがまじっていては迷惑する。危険だ。学校では、ひっぱられるままに、どこへでもついて行く従順さが尊重される。勝手に飛び上がったりするのは規律違反。たちまちチェックされる。やがてそれぞれにグライダーらしくなって卒業する。

　優等生はグライダーとして優秀なのである。飛べそうではないか、ひとつ飛んでみろ、などと言われても困る。指導するものがあってのグライダーである。

　グライダーとしては一流である学生が、卒業間際になって論文を書くことになる。これはこれまでの勉強といささか勝手が違う。何でも自由に自分の好きなことを書いてみよ、というのが論文である。グライダーは途方にくれる。突如としてこれまでとまるで違ったことを要求されても、できるわけがない。グライダーとして優秀な学生ほどあわてる。

そういう学生が教師のところへ"相談"にくる。ろくに自分の考えもなしにやってきたってしかたがないではないか。教師に手とり足とりしてもらって書いても論文にはならない。そんなことを言って突っぱねる教師がいようものなら、グライダー学生は、あの先生はろくに指導もしてくれない、と口をとがらしてその非を鳴らすのである。
　そして面倒見のいい先生のところへかけ込み、あれを読め、これを見よと入れ知恵してもらい、めでたくグライダー論文を作成する。卒業論文はそういうのが大部分と言っても過言ではあるまい。
　いわゆる成績のいい学生ほど、この論文にてこずるようだ。言われた通りのことをするのは得意だが、自分で考えてテーマをもてと言われるのは苦手である。長年のグライダー訓練ではいつもかならず曳いてくれるものがある。それになれると、自力飛行の力を失ってしまうのかもしれない。
　もちろん例外はあるけれども、一般に、学校教育を受けた期間が長ければ長いほど、自力飛翔の能力は低下する。グライダーでうまく飛べるのに、危ない飛行機になりたくないのは当り前であろう。
　こどもというものは実に創造的である。たいていのこどもは労せずして詩人であり、小発明家である。ところが、学校で知識を与えられるにつれて、散文的になり、人まねがうまくなる。昔の芸術家が学校教育を警戒したのは、たんなる感情論ではなかったと思われる。飛行機を作ろうとしているのに、グライダー学校にいつまでもグズグズしていてはいけないのははっきりしている。
　いまでも、プロの棋士たちの間に、中学校までが義務教育になっているのがじゃまだとはっきり言う人がいる。いちばん頭の発達の速い時期に、学校でグライダー訓練なんかさせられてはものにならない、というのであるらしい。
　人間には、グライダー能力と飛行機能力とがある。受動的に知識を得るのが前者、自分でものごとを発明、発見するのが後者である。両者はひとりの人間の中に同居している。グライダー能力をまったく欠いていては、基本的知識すら習得できない。何も知らないで、独力で飛ぼうとすれば、どんな事故になるかわからない。
　しかし、現実には、グライダー能力が圧倒的で、飛行機能力はまるでなし、という"優秀な"人間がたくさんいることもたしかで、しかも、そういう人も"翔べる"という評価を受けているのである。
　学校はグライダー人間をつくるには適しているが、飛行機人間を育てる努力はほんのすこししかしていない。学校教育が整備されてきたということは、ますますグライダー人間をふやす結果になった。お互いに似たようなグライダー人間になると、グライダーの欠点を忘れてしまう。知的、知的と言っていれば、翔んでいるように錯覚する。
　われわれは、花を見て、枝葉を見ない。かりに枝葉は見ても、幹には目を向けない。まして根のことは考えようともしない。とかく花という結果のみに目をうばわれて、

根幹に思い及ばない。

　聞くところによると、植物は地上に見えている部分と地下にかくれた根とは形もほぼ同形でシンメトリーをなしているという。花が咲くのも地下の大きな組織があるからこそだ。

　知識も人間という木の咲かせた花である。美しいからといって花だけを切ってきて、花瓶にさしておいても、すぐ散ってしまう。花が自分のものになったのでないことはこれひとつ見てもわかる。

　明治以来、日本の知識人は欧米で咲いた花をせっせととり入れてきた。中には根まわしをして、根ごと移そうとした試みもないではなかったが、多くは花の咲いている枝を切ってもってきたにすぎない。これではこちらで同じ花を咲かせることは難しい。翻訳文化が不毛であると言われなくてはならなかったわけである。

　根のことを考えるべきだった。それを怠っては自前の花を咲かすことは不可能である。もっとも、これまでは、切り花をもってきた方が便利だったのかもしれない。それなら、グライダー人間の方が重宝である。命じられるままについて行きさえすれば知識人になれた。へたに自発力があるのは厄介である。

　指導者がいて、目標がはっきりしているところではグライダー能力が高く評価されるけれども、新しい文化の創造には飛行機能力が不可欠である。それを学校教育はむしろ抑圧してきた。急にそれをのばそうとすれば、さまざまな困難がともなう。

　他方、現代は情報の社会である。グライダー人間をすっかりやめてしまうわけにも行かない。それなら、グライダーにエンジンを搭載するにはどうしたらいいのか。学校も社会もそれを考える必要がある。

外山滋比古著「思考の整理学」（筑摩書房）　出題の都合により一部改変

問１．　本文を200字以内で要約しなさい。

問２．　筆者は、グライダー能力と飛行機能力はひとりの人間の中に同居していると述べている。自分の中での両者の比率を述べた上で、目指す医師像においてどのような比率が適当であると考えているか600字以内で論じなさい。

北里大学

時間：90分

問題

24年度

平成二十四年度　医学部医学科一般・学士入学試験（二日目）

「論文」問題用紙

注意事項
1　解答用紙、草稿用紙とも受験番号と氏名の記入を忘れないこと。
2　問題用紙、草稿用紙は解答用紙とともに机上において退出すること。持ち帰ってはならない。

次の文章を読んで、問に答えなさい。

ちょっとしたことがきっかけで、長年忘れていたことを思い出すことがある。このように潜在記憶は、いろんなことをきっかけにして意識上に姿をあらわす。

私は、潜在記憶を刺激する方法として、よく本を読む。本を読んで、そこに書かれている知識や体験を吸収しようというのではない。本に書かれていることを刺激として、潜在記憶を揺さぶり、自分自身の中から何かを引き出すのが目的だ。

本を読むと、さまざまな連想が働き、忘れていたことを次々に思い出す。「何か似たようなことがあった気がする」「そういえば、こんなこともあったな」「あのやり方が使えるかもしれないな」「そうだ、こんな分類はどうだろう」といった具合に、本に書かれていることが刺激となって、自由連想のネットワークが動き出し、潜在記憶が活性化される。

本に限らない。映画を観ても、テレビドラマを見ても、潜在記憶が刺激される。映画そのもの、ドラマそのものに集中して楽しみながらも、自由連想のネットワークが自動的に動き出し、自分の中の潜在記憶がふと蘇ることがある。

多くの発想は、そんな具合に自分自身の中から引き出されるものである。私たちの記憶には、生まれてから数十年もの間、日々経験してきた事柄が詰まっている。そのほとんどは意識されることなく、潜在記憶の形で眠っている。まさに「眠れる発想の宝庫」である。大切なのは、普段意識にうえないものを意識上に引き出すことである。そのために、さまざまな刺激を利用するのだ。

人と会って話をするというのも潜在記憶の活性化のために有効な方法だ。相手の言葉や相手が語るエピソードを刺激として、潜在記憶から関連するものが引き出される。自分ひとりで考えていては得られないような刺激が得られ、そこから連想のネットワークが膨らんでいく。そこに自分自身の潜在記憶の何かが引っかかる。

場所というのも強力な刺激となる。場所というのは、そこで起こった出来事やそれにまつわる思いと密接に結びついている。はるか昔に訪れた場所を久しぶりに訪れると、長年すっかり忘れていたその当時のことが、部分的にではあるが、鮮やかに蘇る。あたかも当時の記憶がその場所に保管されていたかのように。

ゆえに、発想を得るために場所と記憶の連合を利用するという手がある。

たとえば、海について調べているなら、海に関する資料に目を通したり、パソコンを通して海に関連する情報を検索するだけでなく、実際に海に行ってみるのもよい。現実の海に何かヒントが転がっているだけでなく、海の景色や匂いを刺激にして潜在記憶の中から何かが引き出されるかもしれない。

（中略）

夢の中で発想を得たが、お風呂に入っているときに発想を得たというエピソードをよく耳にする。

化学者ケクレは、ベンゼン環の発想者として知られるが、原子の結びつきに関して、何度か夢をヒントに着想を得ている。ある晩ケクレは、ベンゼン化合物の結合について考えている最中にうたた寝をした。夢の中で、原子が長い列をつくり、ねじれつつ巻きついたりしながら、蛇のような運動をしていた。そのとき、一匹の蛇が自分の尾をくわえ、輪になってくるくる回った。この夢をヒントに、ケクレは炭素原子を輪につなぎ、その後ベンゼン環と呼ばれることになる化学結合であることである。

ケクレは、夢に学ぼう、そうすれば私たちは真理を発見できるだろうと言う。ただし、夢で見たことは目覚めたあと理解し、証明する前にやみくもに公表しないように用心しようと注意を促している。

常識を破る発想は、現実的な縛りの緩まった状態で浮かんでくることが多い。ゆえに、夢のように無意識を漂っているときにヒントが浮かんできやすい。それを現実の問題に当てはめるには、確かな意識で冷静に検討する必要があるのだが、いったんは現実の縛りから解放されないと、常識を破る発想を得ることはできない。

「記憶の整理術」榎本博明著

問一　この文章に二〇字以内で適切なタイトルをつけなさい。

問二　文中の傍線部のようにケクレが言っている理由を二〇〇字以内で述べなさい。

問三　医学において常識を破る発想をするにはどうしたら良いか「潜在記憶」という言葉を入れて六〇〇字以内で述べなさい。

「論文」解答用紙

問一

問二

問三

関西医科大学

時　間：45分
字　数：500字以内

問題

24年度

平成24年度　一般入学試験小論文課題

医療における「絆」について

愛知医科大学

時 間：60分

問題

24年度

（小論文1日目）

問題用紙

あなたが日曜日にうちでゆっくりとしていると、アフリカの難民を救う会のNGOの人が2人訪ねて来ました。「1カ月に2万円の寄付をしてもらえれば、綺麗な水を提供して1年に1000人の子供が命を落とすのを助けることができます。寄付をお願いします」と頼んできました。ちなみにあなたは資格を取るために夜間の専門学校に通っていてそれに1万5千円の費用がかかっています。アルバイトで生計を立てていて1カ月の収入は16万円です。NGOの人達への答えを500字以上600字以内で書いてください。

(小論文2日目)

時 間：60分

問題用紙

あなたが大学入試の合否を決める面接委員だとします。将来、医学を志す人にあなたがもっとも尋ねたい質問を1つ考え、その質問に対して最も正しいとあなたが考える解答をしてください。その上で、あなたがもっとも正しいと考えたその解答をあなたは面接委員として不合格にしたとします。その不合格の理由を説明してください。

近畿大学

問題 前期試験　24年度

小　論　文（平成24年度前期）

論　題　「高度先進医療について」

(注) 横書きで400字以内にまとめること。

近畿大学 問題 (12)

時　間：40分
字　数：400字以内

後期試験

小　論　文（平成24年度後期）

論　題　「日本の救急医療の問題点と解決方法」

(注) 横書きで400字以内にまとめること。

川崎医科大学

時 間：30分

問題

24年度

平成24年度一般入試小論文問題

日本は世界有数の長寿国ですが、その原因についてあなたの考えを400字以内で書きなさい。

（30分，横書き）

福岡大学

時間：60分

問題

24年度

団塊の世代が60歳代半ばとなり，現在の日本は高齢社会を迎えている。

次の医師数と看護師数の国際比較の図を見て，今後20年先までの高齢社会の拡大に対処しなければならないことを列挙・説明し，最後に医師を目指すあなたの高齢社会に関する考えを，600字以内で述べなさい。

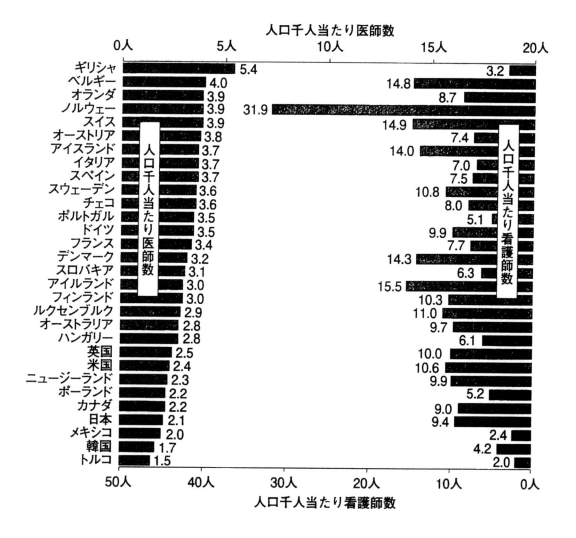

小論文解答用紙

東海大学

解 答

24年度

出題者のネライ

文章の構成力、テーマの設定力、および、医療者を目指す理由と、目指すべき医療者の理想像を見る。

書き方のポイント

手紙の形式をとっているが、受験者の医療者としての適性を見るための問題であることを忘れてはならない。「医師になっている10年後の自分」に向けて書くのであるから、まずは、どんな医師になっているかを具体的に想像する必要があるだろう。たとえば、特定の病気の研究を進めて、その病気にかかっても、完治できるような治療法を考えている人もいるだろう。また、海外に行って、より多くの人を治療したいと考えている人もいるかもしれない。模範解答例のように、地域に根ざした医療現場で働きたいと考える人もいるだろう。ただ「医師になりたい」というだけでなく、どのような医師になって、どのような活動をしたいかを想像しよう。その際、医師の仕事が、人と人とのつながりと深い関係にあることを肝に銘じておこう。どのような高い技術を身につけても、どのような研究をしても、医療を受けるのは人間である。ただ、技術や研究が進めばいいというのではなく、人間としての優しさや、思いやりを無視した解答は避けなければならない。また、優しさや思いやりの範囲はより広いほうがよい。たとえば、家族のだれかが病気であり、それを助けたいという気持ちで医師を志すとしても、医師としてその病気の専門知識を持つことにより、同じ病気のほかの人の治療にも携わることができるわけである。家族や知人、自分の幸福について書くよりも、(志望動機の核はそこであっても)他人や、広い範囲の人に役立つことをアピールするのがよいだろう。次に、10年という歳月が何を表すかも考えておくのがよい。10年と言うと、医学部を卒業し、医師になって数年という時期である。いきなり、大病院を経営するなどの夢を描いても無理が生じる。若手医師として、どのようなことが可能かも考えておくとよい。

模範解答例では、「拝啓」「敬具」など、手紙に用いる言葉を入れてあるが、これはなくてもよい言葉なので、省略してもよい。

模範解答例

拝啓　医師になって数年。患者ときちんと向かい合える医師として充実した日々を送っていますか。私が医師を目指した理由は、おじいちゃんの入院でしたね。おじいちゃんは自転車であちこち走り回る元気な人でした。決断力もあり、お父さんとお母さんが家を買うかどうか迷ったとき、すぐに自転車で駆けつけ、「いい家じゃないか」という一言で勇気づけてくれました。じゃあと言って帰るときのペダルをこぐ力強い足は、当時、幼稚園児だった私の記憶にはっきり残っています。そのおじいちゃんが入院したのは82歳のときです。心臓に病気が見つかったとのことでした。医師は、おじいちゃんと私たち家族に、おじいちゃんの体の様子、治療の方法、どの薬を使うか、を丁寧に説明してくれました。さらに、別の病院の医師にも診てもらえるように紹介状も書くので、それから判断してもよい、と言いました。私たちは納得のいくまで医師の話を聞けたおかげで、覚悟が決まりました。そして、私は医師になりたい、なるならばインフォームドコンセントができ、セカンドオピニオンを活用できる医師になろうと思ったのです。あのときの気持ち、まだ覚えていますか。がんばってください。
　　　　　　　　　　　　　　　　　　　　　　　　　　　　　　　敬具　(499字)

獨協医科大学 解答

24年度

出題者のネライ

文章を理解する能力とテーマの設定力を見る。

書き方のポイント

まず、文章全体の構成をつかむ。

冒頭では、勉強したい、と思う人は、「教える人と本を用意して待っている」学校に行こうと考えることが多い、と述べられている。知識を必要とする職業が多くなるにつれ、学校が重視されるのは当然であり、現代の社会は学校信仰があると筆者はいう。学校は「グライダー人間の訓練所」だというのだ。グライダー人間とは、先生と教科書に引っ張られて勉強する人間のことだ。筆者は、このグライダー人間について、自分で考えて勉強する力が弱いと指摘する。一方、自力で飛ぼうとする飛行機人間は、学校では危険視され、作られないというのである。

また、こどもはもともと実に創造的であるが、学校で教育を受けた期間が長ければ長いほど、自己飛翔ができないグライダー人間となってしまう。それを、芸術家やプロ棋士は警戒しているのである。

人間は、そもそもグライダー能力と、飛行機能力が備わっているという。つまり、発明家であっても、本などから基本知識を学ばなければ良い発明はできないのだ。しかし現実には、グライダー能力だけが圧倒的な人間ばかりが多い。学校はグライダー人間を育てているだけであり、結果として、自分で考えて飛べる飛行機人間を育てる努力をしていない。グライダー人間ばかりが増えると、グライダーの欠点を忘れ、あたかも自力で飛んでいるかのように錯覚するのである。

知識を植物の花にたとえると、植物は花だけあっても、幹や根がなければすぐに枯れてしまう。花が咲くのは、地下に大きな根があるからこそである。知識も、人間という木が咲かせた花だ。花瓶に挿した花がすぐ枯れるように、美しい所だけを切って持ってきたような知識は、決して「自分のもの」にはならない。

新しい文化を創造するためには飛行機能力が必要になる。一方で、情報社会の現代ではグライダー機能も必要だ。そこで、グライダーにエンジンを搭載する、つまり、受動的な学習をしつつ、自分で考える力を身につけられるようにするには、どうしたらいいのかを、学校も社会も考えなければならない。

これらの流れをふまえ、問1．を、流れの中から、□で囲まれた部分の内容を理解した上で、問2．を論述する。

模範解答例

問1．現代の社会には強い学校信仰がある。しかし、能動的に物事を発見する「飛行機人間」が減り、自分で考えることはせず、受動的に知識を得るだけの「グライダー人間」が増えてしまったのは、実は学校教育に原因があるのだ。知識は人間という木が咲かせた花である。根の部分をこれからは、情報を活用できるグライダー能力を持ち、自分で考えることもできる人間を育てられるよう学校や社会は考えるべきだ。(186字)

問２．私の中におけるグライダー能力と飛行機能力の比率は、現在では８対２くらいである。だが、目指す医師像においては、これが５対５くらいになるのが理想であると思う。知識の量を減らすというのではない。考える力を大幅に増やしていきたいのだ。もちろん、医師には、人間の体に関する大量の知識が不可欠だ。しかし、実際の人間を目の前にしたときには、考える力の果たす役割が同じくらいに大きいと思うのだ。なぜなら、人間はだれ一人として同じではないからだ。同じ病気になったとしても、それぞれに違っている部分があるはずだと思うからである。このような人による違いを認識しつつ、その上で、目の前にいる患者にとって何が必要なのか適時考えることも、医師にとって大切なことだと思う。一方で医師は、緊急事態に陥った状態の患者と向き合うこともある。事故などで怪我をして救急車で運ばれてきた患者について、治療方針を即座に判断しなければならないこともあるだろう。そのときの判断とは、知識によるというよりも、医師自身の考える力によるのではないだろうか。つまり、知識を十分につけた上で、それと同じくらい考える力が強化された医師は、より医師としての能力が高いと考えられるのだ。私は、「グライダー能力」もありながら、自ら考え、発見し、そして判断できる「飛行機能力」をも身につけた医師を目指していきたい。(573字)

北里大学 解答

24年度

> **出題者のネライ**
>
> 文章を理解する能力とテーマの設定力を見る。

> **書き方のポイント**
>
> まず、文章全体の構成をつかむ。最初は、読書をしたある場所に行くことで、普段意識に上らない潜在記憶が刺激され、発想を得る方法が述べられている。(中略)以降は、夢を見ているときのように、現実的な縛りの緩まった状態で、常識を破る発想が得られることが書かれている。この二点をまず理解し、さらに詳しく文章をみながら、問一、問二を考え、問三の論文へつなげていく。
>
> 　問一では、文章全体で何が中心的に述べられているかを考える。まず、本や人や場所などさまざまな刺激によって自由連想のネットワークが活性化され、潜在記憶が意識上に姿を現したとき、発想が得られることが述べられている。さらに、夢の中やお風呂に入っているときなど、意識が緩んでいるときに発想が得られることが述べられている。この場合でも、潜在記憶が活性かされたため、発想が得られたのだと考えられる。この二つのことから、潜在記憶が意識に上ることが常識を破る発想につながることを表したタイトルがふさわしいと分かる。
>
> 　問二では、夢で見たことを、目が覚めてからとらえなおす作業が必要である理由についての説明を求められている。夢の状態というのは、「現実的な縛りの緩まった状態」であり、なかにはまったく現実での物理現象を無視した内容であることも多い。そのため、夢で見たことそのままを現実で利用するのではなく、その夢の核にある発想は何かを吟味し、現実にあてはめてみる必要がある。この点をおさえて解答を書く。
>
> 　問三では、潜在記憶が発想を得るときどのような役割を果たしているか理解した上で述べる。すでにこのことは問一で考えたとおりであり、これをもとに、医学で常識を破る発想をするのに必要な刺激は何か考えるのがよい。それらの刺激は、普段は意識に上らない潜在記憶を意識上に浮かび上がらせるものであるから、日常とは少々違ったものである必要がある。たとえば、まったく医学と関係のないことをしたり、自分とは立場がまったく違う人と話をする、自分からはあまり行かない場所に行ってみる、などの方法がある。それ以外にも、日常生活のなかで、ものの見方を変えるなど、小さな日常的ではない時間を得る方法も考えられる。いずれにせよ、医学とは少し離れたところで論じるのがふさわしい。

> **模範解答例**
>
> 問一　常識を破る発想は潜在記憶から生まれる
>
> 問二　夢は、現実的な縛りが緩まった無意識の状態で見るものである。従って夢に見たことを現実の問題に当てはめるためには、目覚めた意識で理解し、どのように現実に当てはめたらよいか冷静に検討し証明する必要がある。それらの証明が終わる前に公表すると、まったく現実の問題に当てはまらないことになり、よく検討すれば現実的に役に立つ発想であっても、ただの空想で終わってしまう可能性があるから。(184字)
>
> 問三　医学において、常識を破る発想をするためには、医学と関係のないことをするのが良いと考える。そうすることで、医学という縛りが緩んだ状態でものを考えることがで

きるからだ。たとえば、医学書ではなく文学作品などを読むと、本の内容を理解しようとする際に、潜在記憶が刺激され、常識を破る発想につながる。また、親や祖父母、小さな甥や姪など、世代が違っている人々と話をするのも、潜在記憶を刺激することになる。なぜならば、世代が違う人と話をするとき、「これくらいの子どもだったら、こういうことを考えるかな」など、想像力を働かせることが多いからだ。想像力を働かせるには、いつもは使っていない記憶などを、意識上に引き出す必要がある。このように潜在記憶を刺激する方法は日常生活にも溢れているが、このような方法を使って潜在記憶から生まれる発想は、医療の現場では、より重要なものだと思う。なぜなら、人はそれぞれに個性があるが、体や症状も同じだと考えられるからだ。つまり、医療の現場では、医学書などで学んだことや、それまでの経験だけで対処しようとしても無理が生じるということだ。そのため、知識を活かしつつも積極的に発想力を使わなければならない。常識を破る発想が最も必要とされる分野の一つといえるだろう。医師は常に、医学の専門家であるという面と、社会に生きる好奇心旺盛な一人の人間という面を持ち、発想力を鍛えることが重要だと思う。(598字)

関西医科大学 解答

24年度

出題者のネライ

文章の構成力、テーマの設定力、および、医療者の立場への理解度を見る。

書き方のポイント

　人と人との絆は、さまざまなものを支えている力の一つである。さらに、2011年3月の震災以降、人と人との絆を見直す傾向が強まっている。「医療における『絆』について」問われているので、まず、絆とは何によって作られるものか考えてみる。一般的に、絆は、同じ体験をした人や、協力関係にあった人、同じ気持ちを持つことができた人など、人と人が関わる中での体験や行動、気持ちによって生まれる感情によるものである。しかし、この感情が絆になるには、お互いに心を許して、本気で付き合える人間関係が築かれることが必要になってくる。そこには、信頼関係が存在しているのである。このようにして築かれる絆には、家族、友人、地域の人々など、さまざまな人間関係によるものが考えられるが、ここでは、「医療における」とあることから、次の段階として、医療従事者の立場を考慮に入れて述べる。
　医療従事者として考えられる人間関係は、主に二つ考えられる。一つは、患者や患者の家族などとの関係、もう一つは、医療従事者同士の関係である。前者については、インフォームド・コンセントなど、患者への十分な情報提供や、患者の意思の尊重などが必要になる。後者については、仕事を円滑に行うために、相手とコミュニケーションを深め、仕事の上で協力し合うだけではなく、自ら積極的に医療の知識を深めて、様々な立場で働く医療従事者の思いや考えを知ることで、職場の人間関係を良好に保つ必要がある。この二つの関係での絆が、医療従事者においては仕事を行う上で必要なものであり、患者へのよりよい医療の提供につながっていくことをおさえておこう。これらを理解した上で、医療における絆とは何か、絆を築くために、医療従事者はどのように行動する必要があるか、自分が医療従事者になったら、どのような心構えで絆を築き、仕事に生かしていくかを述べることが望ましい。
　医療とは、どのような機器や技術を使ったとしても、結局は人間を対象に人間の手で行うものであり、人と人との結びつきが大切であることも理解しておくのがよい。

模範解答例

　医療の世界では、患者と医療従事者との絆、そしてもう一つ、医療従事者同士の絆が重要だと思う。人と人との絆は信頼関係を基礎にして作られるので、いかにして相手の信頼を得るかが、絆を育む上で欠かせない要素である。まず、患者との絆を築くためには、不安な気持ちをよく理解した上で医療方法を提案するなど、患者の気持ちに寄り添うようにする。医療従事者同士の絆を深めるためには、必要な情報を共有したり、それぞれの立場や考えを理解して意見を交換したりするなど、円滑で心のこもったコミュニケーションを心がける。このような信頼から築かれた絆は、よりよい人間関係を生み出すだけでなく、よりよい医療をも生む鍵となるのではないだろうか。たとえば、医師と患者に絆があれば、ただでさえ辛い思いをしている患者が、これ以上の不安感にあおられることもない。医療現場に不測の事態が起こった場合でも、医療従事者同士で育んだ絆があれば、全員が一丸となってより素早く事態の対応にあたることができる。医療における絆は、よりより医療のためになくてはならないものなのである。

愛知医科大学　解答

24年度

一日目

出題者のネライ

文章の構成力、テーマの設定力、受験者の発想力を見る。

書き方のポイント

　NGOの頼みに対し、受け入れる、断る、の二つの選択肢が、まず考えられる。節約をして受け入れることも不可能ではないが、実際にアルバイトで生計を立てている人にとって、月2万円を捻出するのは難しい可能性が高い。そこで、断るという選択肢が考えられるのだが、ただ断ってしまうと、アフリカの子供たちを救う機会を失ってしまうという難しい問題がある。自分の暮らしのために寄付を断る判断も一般的にはあり得るが、ここでは、医療者を目指し、人の役に立ちたいと考えている受験生に対する試験であることを前提とすると、納得のいく判断とは言えない。そこで、自分の暮らしを保ちながら、アフリカの子供たちも救える方法を考えてみる必要がある。模範解答例では、多くの人が少額ずつ寄付すると、結果的により多くの子供を救えることになる、という書き方をした。そのほかにも、自分の友人などを集め、みんなで2万円寄付するという方法なども考えられるが、専門学校を辞める、睡眠時間を削ってアルバイトを増やすなど、将来の自分にとってマイナスになる、自分の健康を損なうような寄付の仕方は望ましくない。なぜなら、医師は、自分の体調や精神面の管理なども行い、よりよく活動できる状態で、患者を診る必要があるからである。相手のことを大切に思いながらも、自分のことは自分でできる体力と精神力が求められるのである。また、患者やその家族など、相手を大切に思うためには、まず自分を大切にする心が必要になってくる。そのため、解答についても、あくまでも、自分も相手も大切にする姿勢が求められる。

模範解答例

　私はアルバイトで生計を立てていて、資格を取るために、夜間は専門学校に通っています。とても、生活に余裕がある状態とはいえません。また、これ以上アルバイトを増やせる状況ではありません。したがって、1ヵ月に2万円の寄付をすることはできません。しかし、子供の命を助けることができるというのは、たいへんよい話だと思います。実際に新聞などで、汚れた水による下痢の脱水症状で亡くなるアフリカの子供がいて、水が安全ならば助かるという話を読んでいます。そこで、私は今日、5千円の寄付をします。来月は出せない可能性もあります。ほかにも、いい話だが2万円は出せない、という人がいるかも知れませんから、その人にまた少しの金額の寄付を頼んでみてください。何人か寄付してくれる人がいれば、2万円に達する可能性があります。いきなり2万円を寄付できるという人もいるかも知れませんが、そうではなくて、少額なら出せるという人もいるでしょう。また、私のように今月だけなら、という人もいるでしょう。そういう人たちの好意を集めれば、より多くの子供を助けられることになります。私が小額とはいえ、寄付をするように、小額なら募金に応じてくれる人も増え、より多くの人が寄付してくれる可能性が高まります。そうすることで、将来的にも、アフリカのより多くの子供を救うことができるのです。

二日目

出題者のネライ

文章の構成力、テーマの設定力、および、医療者の立場への理解度を見る。

書き方のポイント

質問、解答、不合格の理由、という順番を崩さないで述べる。また、解答は、医師としての理想を述べているものがよい。なぜなら、不合格にする理由として、現実との差があることを挙げられるからである。この二つを書くことで、受験者にはどのような理想があり、現実をどの程度把握しているかを見ることができるという問題だ。まずは、解答となる、自分が医師に求める理想を考えてみるとよい。理想はたとえ完全に実現することが難しくても、持っている価値があるものである。なぜなら、現実ばかりにとらわれていると、より都合のよいほうに進んでしまい、結果として、過剰な省略、仕事の怠慢を生んでしまう可能性があるからだ。かといって、理想ばかりをかかげて、現実に対応できないと、実際に仕事をする際に困難が生じる。特に、医師のような命に関わる仕事では、理想ばかりを追わず、現実を見定める必要がある場合も多い。たとえば、救急車などで患者が運ばれてきた場合、そのときにできることで最良のことは何かを、すばやく見つけ出して行う必要がある。その際、患者の家族と十分に話し合うことができない場合も実際にはあるだろう。他の専門医と話し合う時間があまりないことも多い。場合によっては、自分の判断を中心にして、他の人とともに治療を進めなければならないこともある。そのような現実をふまえた上で反論すれば、不合格の理由とすることができる。模範解答では、「患者やその家族としっかり向かい合いたい」という理想を挙げ、反論をした。質問、解答、不合格の理由の部分をそれぞれ「　」書きにしたが、最初に「質問」、次に「解答」、そして「不合格の理由」などと書いて、それぞれの項目を書いてもよい。指定がないので、それぞれがわかるように書いてあればよいであろう。

模範解答例

面接委員として、「医師となった場合、何をいちばん大切に考えて仕事をしていきたいと思うか」という質問をします。解答は、「私は患者やその家族としっかり向かい合うことをいちばん大切に考えたいと思う。なぜなら、医療は人と人との間で行われるものであり、そこには、医療を受ける側の気持ちがあるからだ。気持ちしだいでは、治療に納得できなかったり、逆に治療に専念できたりする。そのため、私は医師となった場合、治療を始める前に、しっかりと患者やその家族の話を聞き、患者や家族が納得できる治療法はどのようなものがあるか考え、説明し、治療を行える医師になりたいと思う。場合によっては、患者や家族が納得するまで治療法を考え直したり、一緒に考えたりする必要もあるだろう。そういった場合でも、情報提供や説明を怠らず、一人一人の治療を丁寧に行っていきたいと思っている」です。面接委員が不合格にした理由は、「医療現場では、患者やその家族の意見をじっくり聞く時間がない、緊急の場合もある。そのような場合に、この人は、自分の考えで治療法を選び、実施の判断ができるのか疑問である。医師のすばやい判断が命に関わる場合もあるため、場合によっては、患者や家族の意見を聞けなくても、すぐに行動できる判断力や、行動力が必要なのである。それを行わなければならない場合を、この受験者は想定していないと考えられる」です。

近畿大学

解 答

24年度

前期試験

出題者のネライ

テーマの設定力、受験生の論理の展開力を見る。

書き方のポイント

解答作成のためには、「高度先進医療」という用語について説明できる必要があり、日頃から医療関係のニュースなどを確認しておく必要がある。

高度先進医療は、医療制度で定められた医療であり、平成18年10月からは、先進医療という制度に変わった。厚生労働省の承認を受けた技術であり、定められた要件を満たした施設で行われている。主なものとして、粒子線（陽子線）治療、重子線治療などがあり、腫瘍やガンの治療のために行われる。粒子線治療は、主に水素原子核を用いた治療であり、重子線治療は水素よりも重い原子核を使った治療である。これらをがん細胞などに照射することで、がん細胞などを増殖できなくさせるのである。がん細胞に特定してダメージを与えやすいので、周りの細胞に傷を与えにくいという利点がある。また、高齢者や、他の病気を持っている人も治療が可能であり、治療後の社会復帰もしやすく、今後、いっそう期待される治療方法である。また、先進医療技術の中には、「難治性眼疾患に対する羊膜移植術」のように、近畿大学附属病院でも実施しているものがあるので、一度、厚生労働省のホームページなどで確認しておくのもよいだろう（http://www.mhlw.go.jp/topics/bukyoku/isei/sensiniryo/kikan02.html）。一方で、先進医療は一般の保険診療ではないことから、治療費が全額自己負担となっている。そのため、粒子線治療などでは、患者が数百万円を負担しなければならず、先進医療を望みながらも、なかなか治療に至らない場合もある。今後の課題の一つとして、先進医療にかかる費用の問題があるだろう。なお、現在では、民間の生命保険などで、先進医療に対応しているものもあり、利用されている場合もある。

これらのことをふまえつつ、先進医療の説明（粒子線治療など、一つにしぼるのがよい）をし、その問題点と解決策を中心に論旨を展開すべきである。

模範解答例

私は、高度先進医療は、今後もっとも期待される医療技術の一つだと考えている。たとえば、陽子線治療では、がん細胞に対して集中的に陽子を照射できることから、がん細胞以外の細胞に傷を与えにくく、患者の社会復帰もしやすいという利点がある。病気の治療を続けながら、社会人としての生活を続けられることは、患者の経済的な面、また、精神的な面からも、非常に利点が多いのではないかと考えられる。一方で、高度先進医療は保険診療と違い、治療費の全額が、患者の自己負担となる。この点で、高度先進医療が有効な症状だと判断されているにもかかわらず、治療を受けられない人が増えることはさけられない。今後は、より保険診療に近い条件で治療できるようにすることが課題である。治療費における自己負担額が減れば、高度先進医療を受けることができる人が増え、これまで治癒が難しいとされてきた多くの患者が、健康な体を取り戻す助けになると思う。(397字)

後期試験

出題者のネライ

テーマの設定力を、受験生の論理の展開力を見る

書き方のポイント

　解答作成のためには、救急医療についての知識が必要であり、日頃から医療関係のニュースなどを確認しておく必要がある。
　日本の救急医療には、救急車を呼んでも、病院に運ばれるまでに時間がかかるという問題点がある。たとえば、救急車で病院に運ばれる際、受け入れ先がなく、たらい回しにされた報道は記憶に新しい。この背景には、救急車で運ばれる患者数の増加、それに伴い必要な医師数が増加したことによる医師不足、一般病院の減少による病床不足などがある。
　患者数の増加については、各自治体が救急車の適正利用を呼びかけるなど、国民へはたらきかけている。一方で、医師、医療機関の不足は、都市部と地方ではばらつきがあることが知られている。これらの問題点に対する解決策の一つとして、地方における医師数、病床数の充実があげられる。しかし、都市部でもこうした問題がないわけではない。医療機関が多くても、処置中、手術中などで受け入れ不可能の場合があるからだ。都心部では「他の病院が受け入れられるかもしれない」という考えが働きやすいことも、一因となっていると考えられる。とはいえ、全体として、患者数の増加に対して、対応できる医療機関や医師の数が十分でないことが最大の原因であるといえるだろう。
　これらの問題点をふまえつつ、解決策を考えていくと、まず、医師数、医療機関数を増やすという解決策が考えられる。しかし、現実的にそのような方法で解決がなされていない点にも注意を向け、ほかの解決策を考えてみる必要がある。そのほかの解決策としては、医師数の足りない地方に研修医が行きやすい工夫をすることなどがあげられる。たとえば沖縄県の場合は、複数の医療機関が協力して、幅広い科目の研修を行ったり、アメリカの大学との交流により、プライマリ・ケアを学べるため、研修医が増えているという実態がある。しかし、そこには自治体が多額の予算を配分しているなど、自治体側の経済的な努力の力も大きい。これらのことをふまえつつ、救急医療の問題点を指摘し、どのように解決したらよいか、論旨を展開すべきである。

模範解答例

　日本の救急医療では、患者の元に救急車が到着しても、その後、なかなか受け入れ先が見つからず、病院に搬送されるまでに時間がかかるという問題が生じている。このような問題が生じる主な原因として、増加傾向にある患者数に対する医師数、病床数、ひいては病院数の不足が挙げられる。こうした問題を解決するためには、地域の救急医療を受け持つ病院に十分な病床数、設備などを配備し、現在より医師数を充実させることが有効であると思う。この場合、ただ医師の数を増やすのではなく、幅広い患者に対応できる医師を増やすことが重要である。特に小児や妊産婦の患者を診ることのできる医師の不足から、これらの患者に対応できることが、救急医療の現場を担う医師にとっては必須であると言えるだろう。今後は小児科や高齢者医療を含め、幅広い対応ができる医師を育成していくことで、救急医療における諸問題の解決策に一歩近づくことができると考えている。(397字)

川崎医科大学 解答

24年度

出題者のネライ

文章の構成力、テーマの設定力を見る。

書き方のポイント

　厚生労働省発表「平成23年簡易生命表」によると、男性の平均寿命は79.44年、女性は85.90年であった。2011年に起きた震災の影響もあって、前年を下回っているが、依然として世界でも高水準にあるといえる。その理由について、確定的なものは見つかっていないが、原因と考えられるものとして、医療制度の充実、バランスのとれた日本食、国民の健康への関心の高さ、社会参加意欲の高さなどが考えられている。とくに、医療制度の充実については、乳幼児死亡率の低さが世界最高水準となっており、長寿国を作る基礎となっていることがわかる。高齢者に対する医療も充実していると言われている点にも注目したい。また、糖尿病などにおける食事療法からもわかるように、食事は人の体を作る基本的なものである。生活習慣病などを考えたとき、毎日の食事のバランスがその人の健康を保っていると言っても過言ではない。この食生活が安定していることは、長寿国には欠かせない要素である。しかし、近年では脂肪分の多い食事の増加など、日本人の食生活が変化しつつあるので、今後は従来の日本食を見直していく必要があるだろう。さらに、国民全体が健康を意識することで、高齢者が定期的に運動をしたり、人とコミュニケーションをとることで、満足度の高い生活を続けられる可能性が高まる。社会参加意欲の向上も、そのような生活の質を高める要因であろう。

　一方で、日本人の代表的な死亡要因とされるのが、一般的にガンと呼ばれる悪性新生物や、心疾患、脳血管疾患などである。これらの病気が完治したり、症状が軽くなって社会生活を送るのに問題ない状態が保てるようになれば、もっと平均寿命は長くなると考えられる。しかし、中には社会生活を送ることが出来ず、病院や施設の中で、寝たきりになったまま過ごしている人もいる。長寿を考えるとき、このような人が、より社会参加しやすい体を取り戻したり、寝たきり状態を避けることができる方法はないか、つまり、生活の質（QOL）を向上させることを同時に考えてみることも、今後の日本の長寿社会に対する取り組みの一つになるだろう。

　これらの点をふまえて、日本が長寿国である原因や理由を述べる。

模範解答例

　日本が世界有数の長寿国である原因として、医療制度の発達や、食生活、国民の社会参加意欲や、健康への関心の高さが挙げられる。その中でも、医療制度の発達は、乳児の死亡率を世界最高水準にまで下げたり、高齢者医療を充実させるなど、平均余命をより長くするのに役立ってきた。一方で、寝たきりのまま過ごさなければならない人もおり、今後の医療については、QOLの一層の向上などにも取り組んでいく必要があるだろう。また、日本が世界に誇れるのは、国民一人ひとりの意識の高さだろう。学生や会社員、また、それ以外の人でも、健康診断を積極的に受けるなど、一人ひとりが意識的に健康を保つ努力をしている。ただ、最近は、脂肪分が多い食事を取るなどの傾向があることから、今後、バランスのよい食事を心がけるなど、食生活の改善が必要だったと言える。（352字）

福岡大学

解　答

24年度

出題者のネライ

図表を読み取る力、読み取ったデータの活用力、受験生の論理の展開力を見る。

書き方のポイント

まずは、データを読み取ることに専念する。このグラフから読み取れるのは、人口千人当たりの医師数と、人口千人当たりの看護師数である。また、全部で30カ国のデータが載せられていることから、日本がこれらの国の中で、多いのか、少ないのかがわかる。まず、人口千人当たりの医師、看護師の人数であるが、これから、一人の医師、看護師がどれだけの人を診療、看護しなければならないかわかる。次に、高齢社会になるとどうなるかを考える。高齢社会とは、一般的に65歳以上の人が、人口の14％に達した社会を言う。高齢者が増えるため、高齢者に多い病気にかかる人数が増えたり、そのほかにも、加齢により体の具合を悪くしたりする人も増えてくる。その場合、現状のままの医師数では、医師の負担が増え、十分な診療、治療を行えなくなることが考えられる。看護師についても同じことが言えるだろう。特に医師数は、30カ国の中でも27位と少なく、諸外国に比べ、医療現場での余裕も少なくなる可能性も高い。もう一つ考えられるのが、現在の医師、看護師の中にあって、20年後には高齢者となる人がたくさんいるということだ。現在の水準を保つためだけでも、若い世代の医師、看護師が必要であることがわかる。さらに、高齢社会に対応するためには、より多くの医師、看護師を育てなければならなくなる。このようなことを、列挙、説明する必要があるが、より重視されるのは、日本での医師、看護師数だろう。医師を目指す受験者は、これから自分が担うべき役割の大きさを自覚してもらいたい。最後に、高齢社会をどのように考えるか、自分の意見を述べること。高齢社会になることは確実なので、否定的な表現は避け、より快適な医療のために、どのような対策が考えられるか述べる必要がある。

模範解答例

　人間は年を経るにつれ、どこかを痛めたり、病気になったりすることが多い。そのため、高齢社会では、今以上に、多くの人が医師の診察を受けると考えられる。しかし、日本における現在の人口千人当たり医師数は、二人程度である。年配者に限らず、どの人も病院に行く機会があると考えると、一人の医師が約五百人の人を担当することになる。今後、患者の人数が増えると、二十年後はより医師の負担が増えることが予想される。また、人口千人当たり看護師数も、現在では、一人の看護師が百四人以上の人を看護するという数字だが、さらに負担が大きくなると考えられる。医師数、看護師数が少なければ、医師や看護師の負担も大きくなり、十分な医療を行えない可能性も出てくる。そのため、医師数、看護師数を増やしていく必要がある。また、現在の医師や看護師の中で、二十年後には高齢者になっている人もいるので、より積極的に、若い世代で医師や看護師の数を増やしていかなければ、今の水準を保つことも難しくなると考えられる。一方、私が考えるのは、高齢社会でも、一人ひとりが健康を心がけることで、生活習慣病といわれる病気になる人を減らすことができ、患者数も減らせるのではないかということだ。医師になったら、診察や治療を行うだけではなく、健康維持にはどのような生活がよりよいのか、伝えられるようになりたいと思う。

平成23年度

問題 と 解答

日本大学

問　題　　　　　　23年度

字　数：800字以内

　人間は感情を持つ動物ですが、その感情のために、しっかりとした意見の交換ができなくなることも現実にはあります。その意味で、感情は「コミュニケーション上の障害」となり得るものです。
　そこで、そういうコミュニケーション上の障害を乗り越えるために、「言いにくいことを言う場合の作戦」を考えてみるというのはどうでしょう。どのように言えばいいか、という「表現」への視点を持ってみるのです。こう考えてみることで、自分の心をコントロールすることもやりやすくなります。言うべきことも、きちんと考えた上で言えるようになります。
　また、そういう視点を持っていれば、ほかの人から何かを言われた場合でも、「言い方」の問題と「内容」の問題とを分けて考えることができます。そうすることで、「自分のことを客観的に見る見方」「素直に自分の至らなさを認める心」を呼び覚ますこともできるでしょう。
　自分が「正しい」と思うことを言うのに、もちろん、「遠慮」はいりません。しかし、時と場合によっては「配慮」はあっていいでしょう。逆に、そうした「配慮」をしてみることで、「言うべきことが言えないまま」になることも防げるような気がします。

（略）

　話し合いにおいては、相手の意見と自分の意見が最終的に一致しないこともよくあります。その場合、「あなたはおかしい」か「私がおかしい」かのいずれかだ、といった対立関係になることもありますが、それ以前に必要なことは、
　　　あなたの主張がわかる。
ということです。時々、相手の主張を誤解したままで批判する人がいますが、その点を防ぐためには、まずは「なるほど、あなたはそう考えるのか」といった段階が必要でしょう。また、「確かに〜」というように、いったんは自分の立脚点を離れてみることもいいことです。「あなたの言うことは、それはそれとしてよくわかる」というようにいったんは話を受け止めるわけです。そして、その上で、「あなたはこう考えるが、私はこう考える」というように意見の違いについて考えていくといいでしょう。その過程で、意見が違う理由についても考えるといいでしょう。

出典：森山卓郎『コミュニケーションの日本語』（岩波ジュニア新書　2004年12月21日発行　岩波書店）
　　　134〜135頁・161〜162頁

【課題】上の文章における「遠慮」と「配慮」にはどのような違いがあるとあなたは考えますか、筆者の主張を踏まえつつ、その違いを説明しなさい。また、意見の異なる相手と話し合う際にあなたはどのような工夫をしますか。この二点について、741字以上800字以内で論述しなさい。

近畿大学

問題

23年度

字　数：400字以内

【前期試験】

論　題　「チーム医療」について

(注) 横書きで400字以内にまとめること。

後期試験

論題　「高齢化社会における医療問題」について

(注) 横書きで400字以内にまとめること。

関西医科大学

問 題 23年度

平成23年度 一般入学試験小論文課題

家庭内介護と施設内介護、どちらが家族と本人にとって幸せか。

川崎医科大学

時　間：30分
字　数：400字以内

問　題　　　23年度

<u>平成23年度一般入試小論文問題</u>

地球温暖化防止にあなたはどのように取り組んでいるか、400字以内で書きなさい．

（30分，横書き）

福岡大学

問題　　　　　　　　　23年度

次の文章を読み，思うことを400字程度でまとめなさい。

　薩と長についてふれた以上，明治維新をつくったもう一つの存在である土についてのべねばならない。薩長土という三藩それぞれの政治的・人間的個性の三様ぶりがなければ，明治維新はああいう形ではおこらなかったにちがいない。以下は，江戸期日本の多様さという，日本史のとらえ方にもかかわりがある。土佐藩（高知県）は，魅力的である。すくなくとも他の二藩とはきわだって異なる藩風をもっていた。たとえば内面に藩士の階層間（上士と下士）の反目問題という緊張をかかえていたこと，それに下士階級に天性ともいうべき自由児が多かったことである。

　「倜儻不羈」という漢語は，まことに異様な字面が四個もならんでいてなじみにくい。しかし江戸期の知識人のあいだでは，ごくふつうのことばだった。ある種の独創家，独志の人，あるいは独立性のつよい奇骨といった人格をさす。倜は"すぐれていて，拘束されないさま"で，儻は"志が大きくてぬきんでている"こと，羈は"馬を制御するたづな"，不羈は"拘束されない"ということ。漢語としては紀元前から存在した。早稲田大学をおこした大隈重信が，自分の出身藩である肥前佐賀藩（薩長土肥の肥）のガリ勉主義の藩風を『大隈侯昔日譚』のなかでののしっている。「一藩の人物を悉く同一の模型に入れ，為めに倜儻不羈の気象を亡失せしめたり。」大隈がそのようになげいたように，肥は，全藩の子弟を組織して一種類の学制の中につめこみ，定期的に試験を施して，落第すれば先祖代々の家禄まで削るという，恐怖をもって一藩をかりたてた。しかも思想は朱子学というドグマで統一されていた。このおかげで多くの秀才を出すことになったが，倜儻不羈の気象を亡失させた，と大隈はなげくのである。かれが後年，早稲田の地に一私学をおこした動機は，この批判のなかにもある。

　この点，土は倜儻不羈の一手販売のような土地だった。元来，土佐人には風土的精神として拘束を好まないところがあった。中江兆民（1847〜1901）の例をあげてみる。兆民はいうまでもなくルソー思想の明治日本への移植者である。兆民の生涯をみると，強烈なほどに自律的ではあったが，他から拘束されることを病的なほど好まなかった。ただし，頑質とはいえない。「頑質」という用語も，江戸期，人格批評として，よく用いられた。頑固者などといえば一種の美質のようにきこえるが，たとえば

長の吉田松陰などは，門人を教える場合，これをマイナスの評価として用い，固定概念にとらわれて物や事が見えないおろかさという意味につかった。兆民の場合，世間や人間を見るとき，ことさらに自分の思想の小窓からのぞくことをせず，自分の思想にあわない人物も，そこに魅力を感ずればたかだかと評価した。かれは『民約論』の訳者ながら明治天皇を敬慕し，西郷隆盛を敬愛し，また官権思想の俊才である井上毅も好きであった。つまり倜儻不羈でありながら，頑質ではなかった。兆民が尊敬し，その生前を知っていた十四歳上の土佐人坂本竜馬も，この気質群の中の人だった。

　竜馬は，一家の末っ子だった。早く母親をうしなったため，三つ年上の姉の乙女に，十九で江戸へ出るまでのあいだ，いわば哺まれた。毎朝，この姉に髪を結ってもらう。髪を梳き，まげをきりっと束ねて元結をつよくむすんでもらったあと，せっかく出来あがったまげをぐさぐさにゆるめるのである。竜馬の写真は長崎で写したのがよく知られているが，この写真でも，結髪の体をなさないまでに崩れている。癖という以上に，性分だったらしい。竜馬における不羈独立の性格が，その生涯でもっともよくあらわれたのは，浪人結社「海援隊」の着想と結成だった。その"約規"に，脱藩浪士をもって入隊の資格とする，とある。この浪人結社は，海運会社であり，商品相場の会社であり，開拓会社であり，また機に応じて海軍にもなりうる組織だった。さらには藩長土および越前福井藩から，船舶の現物や金品による出資を仰いでいたから，一種の株式会社であった。べつな表現でいえば，これが重要だが，私設の"藩"を既存の諸藩の援助によってつくったともいえる。さらには，視点である。長崎を本拠としたことが，かれの観察眼を変えた。かれののぞみは，海外貿易にあった。そのためには，統一国家の樹立が必要だった。かれにとって革命は，渾身のしごとではなかった。それにかれは長崎という幕末政争の圏外にいたため，遠見の火事のように京都の情勢がよく見えた。好機ごとに京都にあらわれては，薩長の手をにぎらせたり，大政奉還の奇手を演出したりしたのは，上記の諸条件をかれの才質が活性化させたことによる。ふと思うことだが，一介の浪人の力で薩長という二大雄藩の握手が可能なはずがない。発言の立脚点として，海援隊の勢力があったといっていい。さらにかれは役人にはならないということをつねづね語っていた。大政奉還という奇手が可能だったのも，かれが新政府に官職をもとめるということをせず，いわば無私になることができたからだ。無私の発言ほど力のあるものはない。まことに，倜儻不羈というほかない。

　話がかわるが，土佐人には"南海道"というものの気質が濃密だったのであろう。"南海道"は七世紀末，文武天皇のときに六道の一つとして制定された地域で，紀州（和歌山県）と淡路と四国の六カ国をさす。土俗として平等意識がつよく，そのため

過剰な敬語が発達しなかったなどの共通点がみられるが，後世，その気風が，磨耗せずに濃密にのこったのが，土佐だったといえる。土佐に沈澱した理由は，いくつか考えられる。決定的なことは，他の五カ国が戦国期に一国を統一する地生え（じば）の領国大名をもたなかったのに対し，土佐だけは長曾我部（ちょうそかべ）氏をもった。長曾我部氏が関ケ原の敗者としてつぶされ，かわって江戸期，遠州掛川（静岡県西部）から小大名の山内氏が入ってきて，土佐人を抑圧したことも，その気質群を結束させることになった。この意味で，土佐藩は"進駐軍"だった山内侍と地生え侍の二元制だったといえる。地生え侍は，支配階級である山内侍から屈辱的な土下座の礼を強いられつづけ，幕末以前から，拘束のない世を夢見るようになった。天保年間頃から土佐の庄屋たちも，天皇という超越的な一点を仮想するようになった。その一点を仮設しさえすれば，上下構造という解きがたい数式が一挙に解決できる。目の前の上士どころか，藩主も将軍もただの庶民になり，平等になってしまうのである。

　以上，土佐のことをのべたというより，薩長土肥という四藩がいかに別国のように性格がちがっていたかということのハナシである。こんにちの日本はいい国だと思うのだが，発想の多様さについては，心もとない。そういう場合，江戸期の多様さを思うと，心づよくなる。この多様さは，ある時期のヨーロッパの諸国間のちがいをさえ，ふと思いあわせたくなってしまうのである。

　　　　【司馬遼太郎：この国のかたち（全6冊），文藝春秋（東京），1993年より】

日本大学　解答　23年度

> **出題者のネライ**
> 文章を理解する能力とテーマの設定力を見る。

> **書き方のポイント**
> 課題文は、略されていること、そして後半部分には、「遠慮」と「配慮」という言葉が出てこないことに注目する必要がある。また、「人間は感情を持つ動物ですが、その感情のために、しっかりとした意見の交換ができなくなることも現実にはあります。」とあることから、「遠慮」と「配慮」とは、「コミュニケーション上の障害」となる「感情」を乗り越えて、コミュニケーションを成立させる技術であると考えることが出来る。課題文を、「遠慮」と「配慮」をキィワードとして整理してみよう。

★「遠慮」
① 「自分が『正しい』と思うことを言うのに、もちろん『遠慮』はいりません。」

★「配慮」
① 「しかし、時と場合によっては『配慮』は、あってもいいでしょう。」
② 「逆に、そうした『配慮』をしてみることで、『言うべきことが言えないまま』になることも防げるような気がします。」
③ 「『なるほど、あなたはそう考えるのか』といった段階が必要でしょう。」
④ 「『あなたの言うことは、それはそれとしてよくわかる』というようにいったんは話を受け止めるわけです。」
⑤ 「その上で、『あなたはこう考えるが、私はこう考える』というように意見の違いについて考えていくといいでしょう。」

　以上の分類から言えるのは、「遠慮」とは、相手の立場や面子、地位などを考慮して行われる感情的な抑制である。しかし、「配慮」とは、感情をコントロールし、コミュニケーションを成立させる技術でると考えることが出来る。
　しかし、諸君が医学の道に進むのであれば、欧米風の論理による攻撃と防御を学ばなければならない。日本人が好むコミュニケーションのやり方である、「遠慮」や「配慮」によって導かれる結論は、論理的正しさを保障しない。論理的正しさがなければ、患者は死ぬのだということを忘れないで欲しい。なお、建設的討論の方法としては、ブレーンストーミングやKJ法など、多くの方法が生まれ、実際に活用されている。

> **模範解答例**
> 　私は、「遠慮」とは、相手の立場や面子、地位などを考慮して行われる感情的な抑制であるが、「配慮」とは、感情をコントロールし、コミュニケーションを成立させる技術でると考えている。そして、意見の異なる相手と話し合う際には、私は、まず、どの部分が一致しないのか、どの部分が一致するのするか、同じ立脚点に立つことが出来るのかを明確に

してから話し合いをするという工夫をしている。課題文のいう、自分が正しいと思うことを言うのに、遠慮はいらないという指摘は、言い換えれば、自分が正しいことを述べる際には、相手の立場や地位などを考慮する必要はないということを指摘しているといえる。一方、「配慮」については、多くの言及がある。筆者は、時と場合によっては配慮は、あってもよいと述べているが、その場合は限定されている。配慮することで、「言うべきことが言えないまま」になることを防ぐことができる、あなたはそう考えるのかといった段階が必要である、いったんは話を受け止める、そして、意見の違いについて考えていく、という指摘である。これらは具体的な指示である。このことから、「配慮」とは、感情をコントロールし、コミュニケーションを成立させる技術であると私には考えられる。しかし、私は、「遠慮」と「配慮」とは、お互いの人間関係や地位の違いを反映した、極めて日本的なコミュニケーション技術であると思う。なぜなら、私は「遠慮」と「配慮」といったコミュニケーション技術から得られた結論は、論理的正しさを保障しないと考えるからである。以上のように考えて、私は、「遠慮」とは、相手を考慮して行われる感情的な抑制であり、「配慮」とは、感情をコントロールし、コミュニケーションを成立させる技術でると考える。そして、私は、意見の異なる相手と話し合う際には、まず、同じ立脚点に立つことが出来るのかを明確にしてから話し合いをするという工夫をしている。
（７９６字）

近畿大学 解答 23年度

前期試験

出題者のネライ

テーマの設定力を見る。受験生の論理の展開力を見る。

書き方のポイント

　チーム医療とは、医療のための実行形態のモデルのひとつである。かつては、医師が中心となって医療行為をおこなっていた。従来の医療モデルは、医療従事者がすべて医師の配下に入る、内科と外科の対立などがある、など結果として医療行為が最善のものと成らないなどの問題があった。しかし、パターナリズムへの批判、インフォームド・コンセント、そして患者による意思決定が一般化してくるにつれて、医療従事者がお互い対等に連携することで患者中心の医療を実現しようと傾向が生まれた。これがチーム医療である。つまり、それぞれの立場からの提言を互いにフィードバックすることによって最善の医療を目指そうというのがチーム医療の考え方である。チーム医療では「情報の共有」「対等な立場での医療従事者の意見交換の機会の確保」などが重要な焦点となる。ただし、日本の現状（法律上、手術などは人間の身体を傷つけるという観点から傷害行為であり、傷害罪となるが、医療行為という観点から違法性が阻却されるという解釈をとっている。）では、ほとんどの医療行為は医師の指示によるものとされ、制度面での整備は十分ではない。したがって、チーム医療では、パターナリズムの排除、患者による意思決定の優先、情報の共有と医療従事者がお互い対等に連携することなどが焦点となってくる。４００字と字数が少ないため、自分が重要だと思う観点を中心に論旨を展開すべきである。

模範解答例

　私は、チーム医療においては、パターナリズムの排除、患者による意思決定の優先、情報の共有と医療従事者がお互い対等に連携することなどが求められていると考えている。従来、医療の分野では医師が大きな権限を持っていた。しかし、現在では、医師主導によるパターナリズムの排除が求められている。医師を中心とした、医療現場におけるパターナリズムが批判されれば、その次の医療のあり方が必要とされる。それがチーム医療であると私は考えている。患者を中心としたチーム医療には、第一に情報の共有と医療従事者が対等に連携することが必要である。医療従事者がそれぞれの情報に基づいて医療を行えば、それは統制の取れないパターナリズムが複数にわたって行われるに過ぎない。したがって、私はチーム医療においては、パターナリズムの排除、患者による意思決定の優先、情報の共有と医療従事者がお互い対等に連携することが必要であると考えている。
（３９６字）

後期試験

出題者のネライ

テーマの設定力を見る。受験生の論理の展開力を見る。

書き方のポイント

現在の高齢者に関する法令や高齢者を対象とした法令は、平成23年度においては方向性が定まっていない。高齢者の医療の確保に関する法律（昭和五十七年八月十七日法律第八十号）に対して、後期高齢者医療制度廃止法案（「後期高齢者医療制度の廃止等及び医療に係る高齢者の負担の軽減等のために緊急に講ずべき措置に関する法律案」）が、提出されている。その前提には、「全ての人々は健康で長生きをしたいと考えている」という暗黙の了解がある。一方で「自分の死は自分で決定したい」という考え方もある。この二つの間のギャップは未だに埋まっていない。96年には、米サンフランシスコ、ニューヨークで、患者の「死ぬ権利」を認める判決が出された。97年には米オレゴン州の住民投票で、安楽死法案が可決され、同法が施行された。しかし、「日本では時期尚早　星野一正・京都大名誉教授（生命倫理）の話　オランダは徹底した個人主義の国で、自分のプライドを維持しQOL（生命、生活の質）を高めることを最大の関心事としている。そのオランダで30年前に安楽死事件が発生したのがきっかけで、安楽死を研究する専門機関ができ、安楽死協会も誕生した。歯止めをかけるべきだという意見もあるが、オランダのこれまでの取り組みを考えると、安易な批判は避けるべきであり、この結論を評価したい。安楽死というのは、個人の責任と同時に社会に果たしている自分の責任を十分考えて成立する。こうした認識が成熟していない日本では安楽死を認めるのは時期尚早だろう。」
[2001-04-11-12:40] http://www.arsvi.com/d/et-ned.htm より引用。
上記のように日本と海外では死への考え方が異なっていること、そして日本人自身が高齢化社会でどのように生きるかを決定できずにいることなどが、今後、高齢化社会医療において大きな問題となることだろう。

模範解答例

　私は、高齢化社会における医療の問題点は、医療行政が高齢者の意思を無視しているところにあると考えている。高齢化社会における医療は、高齢者の死亡率を下げることを目指す。その結果として、高齢化社会における医療の問題点は、高齢化による認知症や介護が挙げられるようになった。しかし、我々が考えるべき問題は、高齢者が医療のあり方に対して意思表明することではないだろうか。現在、日本では尊厳死に医師が関与することは法的に認められていない。しかし、人間の意思、そして高齢者の意思を重視するならば、我々は、高齢者が自分の死の時を選択する自由を認めるべきではないだろうか。インフォームド・コンセントの延長上に高齢者が自分の死の時を選択する自由も存在するのではないだろうか。以上のように考えて、私は高齢化社会における医療の問題点とは、医療の目的と高齢者の意思表明の整合性を図ることが必要であると考えている。
（391字）

関西医科大学 解答 23年度

出題者のネライ

文章の構成力、テーマの設定力を見る。

書き方のポイント

　介護が社会的な問題となって久しい。ニュースや新聞などで取り上げられる機会も多く、特に医学を目指すものにとっては関心を持つべき問題であると言える。介護の問題点は「誰がどのように介護するのか」ということである。これまでの介護は、家族によるものが多かった。その背景には大家族制度や家制度といった、封建的な社会制度があった。家長の指示のもと、その家の「嫁」を中心に子どもや兄弟、さらには甥や姪といった家族が高齢者や障害を持つ人を支えてきたのである。しかし、高度経済成長期以降こうした家父長制度は廃れ、核家族化が進んできた。つまり夫婦とその子どもを単位とする家族制度が進んできた。そのため、「夫婦とその子ども」と「それ以外の親類親戚」は別々の家族となったのである。こうした状況にも拘わらず、未だに介護は家族、特に「嫁」の役目といった認識がある。だが、現在は女性の社会進出が進み、専業主婦を前提とした家庭での介護は難しくなっている。また、子どもの数も少なくなり、親や家族と同居することもなくなっている。つまり、家庭内介護のための人手が絶対的に足りないのである。こうした状況を打開するために、介護保険制度が作られたが、一定の支払や認定の必要性などがあり十分なものとはいえない。結局、家庭内介護は、女性や子どもが仕事を辞めざるを得なくなったり、老老介護を余儀なくされるなど、経済的負担や肉体的負担、精神的負担が大きくなっている。だが、介護は家庭でという認識は相変わらず強く、施設内介護にすることに対し批判的な目で見る親類親戚も存在する。その一方で、呼吸の管理や胃瘻(いろう＝口から水分や栄養分を摂取することが難しい人のために、胃に小さな穴を開けチューブを通し、直接栄養を入れること)などの医学的技術が、生命を維持させていることも事実である。こうした医学的な技術は医学的知識を持たない家族によって行われていることも多いが、医学的知識を持つ医療従事者によって行われる施設内介護の方がより安全安心と言える。だがここにも問題がある。公的施設など低料金の施設では入所までに長期の待機が必要になり、すぐに入所できるとは限らない。手厚い介護を今すぐ受けたいと思えば、高額な費用を必要とする民間施設しかない。つまり本人や家族の経済状況によって介護に格差が生じるのである。また、家庭で家族に見守られながら静かに余生を送りたいといった誰もが望むことも叶えられなくなる。介護を巡るこうした複雑な状況を鑑みるに、介護においては、介護される者と介護する者とが同じ「幸せ」を感じることは難しい。そこで今回の課題では「幸せ」を「双方にとってより犠牲が少ない状況」と定義したうえで、自分の意見とその理由を述べることが望ましい。

模範解答例

　私は、家族と本人にとっては、施設内介護が幸せであると考えている。核家族と少子化が進行している現代社会では、家庭内介護では、家庭内の特定に人間に負担が集中してしまう。実際、家庭内介護とは、社会的に要求された奉仕でしかない。したがって、私は施

設内介護こそが家族と本人にとって幸せであると考えている。その理由は、第一に、本人には家族に気兼ねをせずにすむ施設内介護が気楽であると言う点にある。現実には、家庭内介護の中心は、配偶者や息子の配偶者であることが多いのではないだろうか。これは、現代社会では存在していないはずの、封建的な「家」制度が、介護となると浮上して、家族の負担を増加させているのが現状である。これでは、家のために家族に犠牲になれと言うに等しい。第二に施設内介護では、専門的な知識を持つ、医師、看護師、介護福祉士による介護を期待することが出来る。専門的な知識を持つ人間による介護は、家庭内介護では、得ることの出来ない大きなメリットであると考えられる。しかも家族を犠牲にしているという罪悪感を持つ必要もない。以上のように考えて、私は、家族と本人にとっては、施設内介護が幸せであると考えている。

(497字)

川崎医科大学 解答　23年度

出題者のネライ

テーマの設定力を見る。

書き方のポイント

地球温暖化防止についての出題例は多い。その理由は、決定的な結論がないということによる。言い換えれば、どのような考えを持っているか、どのように取り組んでいるか、受験生の考えや行動の根拠となる受験生の思想を問うことが出来るからである。その結果、この課題は例年とぎれることがない。決定的な結論がないということから、常に現状への新たな切り口としての問いかけとなるからである。特に平成23年は、東日本大震災があり、電力の不足による計画停電、そして計画停電を回避するための火力発電所の稼働に至り着いた。風力発電や太陽光発電が、電力の供給源として基幹的な役割を果たしていない現在、火力発電所は現在の日本で大きな役割を果たすことになるだろう。だが、火力発電所は化石燃料を使用する。その結果、温室効果ガスを発生することになる。京都議定書を初めとする地球温暖化防止に関するさまざまな取り組みを実現することが困難な状況になっている。　なお、地球温暖化が発生するシステムについては、確実に理解しておくことは、言うまでもない。そして、使用しない電気機器のコンセントを抜くとか、ガスなどの代替エネルギーを使用すべきだという指摘は、既に使い古された指摘である。過去の指摘を乗り越えて、「地球温暖化防止のための人々の情報共有と連携」、「我々が地球温暖化防止という行動によって得ることの出来る地球の未来という時間」など、新たな観点から挑むべき課題であると言えよう。

模範解答例

　私は、地球温暖化防止のために、使用しない電気機器のコンセントを抜くなどの取り組みを行ってきた。そして、私は、こうした個人的な取り組みを、人々の間に広げる活動を行っている。コンセントを抜く取り組みは皆が行わなければ効果がない。しかし、コンセントを抜く取り組みは、個人的な取り組みであり、全ての人が同様の取り組みをしているかどうかは不明である。言い換えれば、地球温暖化防止に対する自分の寄与を実感出来ず、そのために自らの取り組みの効果に疑問を抱くことになる。しかし、電気機器のコンセントを抜くなどの取り組みを、地球温暖化防止防止のために他の人々も行っていることを知ることによって、自分の行動に自信を持つことが出来るのではないだろうか。私は以上のように考えて、地球温暖化防止について、自らの行動を他者と共有し、連帯感を育成することによって、個人的な取り組みを、人々の間に広げる活動を行っている。
（３９６字）

福岡大学 解答 23年度

出題者のネライ

課題文の読解力とテーマの設定力を見る。

書き方のポイント

課題文は長いが、与えられた字数は４００字である。したがって、自分の考えをストレートに述べる必要がある。そのために、構成は、初めに着目したところとそれに対する結論を述べ、次に何故そのように考えるかという自分の意見を展開し、最後に軽く結論を繰り返すという構成が良い。

さて、課題文の中には沢山の問いかけが含まれている。全てではないが、主なものを列挙してみよう。

(1)「倜儻不羈」と「頑質」との関係に着目する。

この場合は、自由な発想の持ち主でありながら、自分の思想から外れたものを排斥しないというところが焦点となる。したがって、医学の分野では、視野の偏狭さに対して常に自己を振り返る必要があるという結論になる。

(2)「海援隊」と「無私」、そして「政治」に着目する

課題文は、「海援隊」は株式会社であると述べている。株式会社は資本主義に忠実であるが、それが政治を兼ねると、資本を出資している者の走狗と成りかねない。アヘン戦争において、イギリス議会の議員がとった行動こそ資本主義が政治を乗っ取った例である。したがって、医学の分野では、出資者と医学的立場の分離が焦点となる。新薬の治験において製薬会社が金銭を出し、そのために医学的立場が揺らぐとしたら、医学はただの利益行為となってしまう。そこで求められるのは、「無私」なのである。

(3) 上記の他、課題文では「天皇制」と「平等」という点に触れているが、これは医療におけるパターナリズムの危険性として捉えることができる。

以上、主要な観点３点挙げたが、どのような観点を取ったとしても、医学と関連づけることを受験生の諸君は忘れてはならない。模範解答例では、(1)「倜儻不羈」と「頑質」との関係に着目するという観点から書かれている。

模範解答例

私は、「倜儻不羈」と「頑質」の違いが意味するのは、医学の分野おいても、自分の視野が狭められていないかという問いかけを常に怠ってはならないということである。患者と医師の大きな違いは、医学知識と医療の知識の違いである。私が幼い頃、眼が赤くなったことがる。眼科の医師はピンセットのようなもので眼の中のまつげを取ろうとした。私は自分の目に近づいてくる器具に恐怖を覚えて泣き出してしまった。それでも医師は眼の中からピンセットのようなものでまつげを取ろうとしたのである。そこで、父は「生理食塩水で洗い流してください。」と頼んだ。そして医師は、「その方が良さそうですね。」と言って、私の目の中のまつげを洗い流してくれてた。これは医師が患者側の主張を考慮して受け入れたという事例だと思う。私は、自分の医学的視野が自分の意識によって狭められいないかという問いかけを怠ってはならないということを考えさせられた。（３９４字）

平成22年度

問 題 と 解 答

金沢医科大学

時　間： 60分
字　数： 300字以内
配　点： 100点

問　題　　22年度

【問題】課題文を読み、300字以内で要約しなさい。

　小さいとき、2年ほど海辺の町で過ごしたことがある。そこで体験した海や川の自然のすばらしさは、忘れられない思い出となった。また、そのとき叔母たちから図鑑というものを教えられ、感動してその虜になった。一方では、物語や小説など書物の世界も私を魅了した。科学に対する興味はずっと持続していたが、中学、高校のころには歴史、哲学、文学を読み漁った。

　そんなわけで、私は根っからの「理科系」でも、根っからの「文科系」でもないような気がする。最終的には科学者になったのだから、科学に対する興味が勝ったのだが、文学などには全く興味のない理科系人間というわけではない。

　しかしながら、最近、人文・社会系の諸学問を専門とする人達との間に越えられないとまではいわないが、非常に深い溝があることをつくづく思い知らされている。文系と理系というと、まるで受験の窓口のような感じがして好きではないのだが、俗にいうこの二つのタイプの学問群の間には考えの構築、仮説というもののもつ意味、事実に対する評価、実証の仕方、議論の方法などに始まって、論文の書き方、引用の仕方、他人の業績の評価にいたるまでのさまざまな点に大きな違いがあり、要するに、学問のあり方全体が違う。

　現在では、人文・社会系の人々と自然科学系の人々とが同じ場所で話をする機会はほとんどない。毎日の仕事の場では自分の仕事だけで手一杯であるし、自分の仕事はおもしろく、自分の分野の発展においついていくだけでも十分に忙しい。まったく関係の無い分野の人間たちが、どういう方法で仕事をしていようと、たいして関係のない話である。

　ところが、「人間」というものを科学的に解明しようという試みを始めたとたん、人文・社会系の人々と同じ柵の中に入っていかざるをえないことになる。人間の解剖学や生理学ではない。それは、まだ柵の外だ。人間の心、行動、社会の解明に興味をもつと、それはもう柵の中である。私にとって、このようなことを考え始めるきっかけとなったのは、男と女についてのフェミニストたちの主張を知るようになったことだ。（活躍しているフェミニストたちのほとんどは人文・社会系である。もっとも、私自身は、自分もフェミニストだと思っているが。）

　自然科学は、基本的な理論によって広範囲の現象を説明しようとするものだが、人文・社会系の学者は広範囲の現象を広く説明できる理論など、浅くてつまらないものだと思っているのかもしれない。普遍性の追究を重んじるか、個別性の追究を重んじるかの違い、ともいえるかもしれない。自然科学は、その内部の諸分野間に整合性がなくてはならないので、ある一人の科学者の業績は、ジグソーパズル全体の中の一つのピースのようなものだ。しかし、人文・社会系の学問では、個人の考えがもっとずっと他から独立して存在できるようだ。

　もちろん、自然系と人文・社会系の学問の考え方の違いは、このように単純にわりきってしまえるものでもないし、対象の性質の違いを考えれば、学問の方法は違って当然である。まったく発想の違う人たちが集まるのは悪いことではないが、まったく嚙み合わない消耗するだけの議論で終わることも、しばしばである。話が通じないのは、相手の分野の基本的な知識を、双方が持ち合わせていないことだけが原因ではない。それよりももっと大きな障壁は、それぞれの分野の考え方が、どのような思考の枠組みの中から生まれてきたのかを理解できないところにある。一方は、自然科学の理論というものがどのようにして導かれ、どのように検証されるのかを知らない。他方は、相手が、どのような事態が生じれば意見を変えるつもりであるかがわからない。

　大学生のころだったか、教養とは何かというような話題を扱った本の中で、「シェイクスピアのハムレットのセリフを知らないと無教養だと思われるが、熱力学の第二法則を知らなくとも無教養だとは思われないのはおかしい」というのがあった。確かに、伝統的に「教養」といわれているものは、歴史や文学の素養であって自然科学の素養ではない。Ｃ・Ｐ・スノウは科学者で作家だったが、「この世の中には、科学を解する人々と解さない人々とがおり、双方の間には、二つの異なる文化の間にあるような深い溝が横たわっている」といった。

　スノウが「二つの文化」ということをいってから40年近くがたち、現代の社会は、ますます自然科学の直接の産物である技術に満ち溢れている。もちろん、学校教育では科学は相当の地位を占めているし、文科省も現在の私たちの社会が立脚するところの自然科学の基礎を理解することは、立派な社会人になるために不可欠な要素だと考えているに違いない。しかし、相変わらず、人文・社会系の学問と自然科学系の学問との溝は深く、科学者と一般の人々との間の溝も深い。技術を使いこなすことは、現代人の教養の一つと考えられているのだろうが、技術は科学とは別物だ。

長谷川真理子『科学の目、科学のこころ』より（一部改変）

近畿大学

時　間：40分
字　数：400字以内

問　題　　22 年度

前 期 試 験

論　題　「いわゆる医師不足について」

(注) 横書きで400字以内にまとめること。

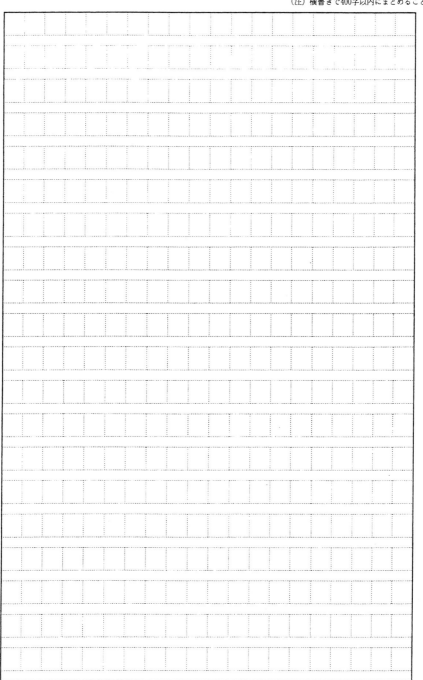

後期試験

論題　「医療におけるインフォームドコンセントの重要性について」

(注) 横書きで400字以内にまとめること。

関西医科大学

時　間：45分
字　数：500字以内

問　題　　22 年 度

平成２２年度　一般入学試験小論文課題

人間の幸せについて、あなたの考えを述べなさい。

川崎医科大学

時　間：30分
字　数：400字以内

問　題　　22 年 度

<u>平成 22 年度一般入試小論文問題</u>

なぜ医療事故は起こるのか？どうすれば防げるのか？あなたの考えを400字以内で書きなさい．

（30分，横書き）

福岡大学

時　間：40分
配　点：40点

問　題　　22年度

　次の文章を読み，初めて知ったこと，印象に残ったこと，そして思うことを400字程度でまとめなさい。

　「お願い申しあげます，お願い申しあげます」土下座平伏していた民衆の群れの中から突然一人の老人が飛び出してきた。黒の綿服にはかまをはき威儀（いぎ）を正した身なりではあるが，ぞうりを脱ぎ捨てて白足袋のまま腰をかがめ，道を突っきって騎馬行列に近づいてゆく。年齢は60歳すぎのようで，ずんぐりと小太りであり，白髪と長い白ひげが寒風にあおられ，ほつれたまま顔にまとわりついていた。時は明治34年12月10日，明治天皇が第16帝国議会の開院式を終えて皇居に帰られる途中の出来事であった。護衛の騎兵にものものしく前後を固まれて天皇の馬車がゆっくりと通り過ぎてゆく。飛び出してきた老人は行列ににじり寄りながら右手の白い紙包みを高々とかかげて，「大君にお願いがございます」とかん高い声をふりしぼって絶叫している。その紙包みは老人が先ほどまで加筆した天皇宛ての直訴状であった。この突然のハプニングに馬車のすぐ横で馬を走らせていた近衛兵が，とっさに槍を突き出した。老人はその槍の穂先にのけぞってあおむけにドスンとしりもちをついた。また，道の両脇にいた警官達が仰天しあわてて走りよる。しかし，天皇の行列はスピードを変えることなく，何ごともなかったかのようにそのまま民衆の前を軽やかに通り過ぎていった。しんがりの騎兵の馬がはるか彼方に走り去る姿を見送りながら，老人はペタンと地べたに座り込んだままであった。しわ深い頬を伝って一筋の涙が流れ落ちてゆく。それもつかの間，「ご老人，気でも狂ったようですな！」警官の一人が腹立たしげに舌打ちした。確かに気が狂ったと思われても仕方なかったかもしれない。何人も犯しがたい存在とされていた天皇に直訴するという極めて大それた行為を常識ある人間が実行できるはずがなかったからだ。麹町警察署に引き立てられた老人は名前を聞かれてただ一言「田中正造でございます」と答えた。たちまち日本中の新聞が"田中正造前衆議院議員・直訴に及ぶ"と書きたて世は騒然となったが，直訴状の中身が話題となるのを怖れた政府は，彼を一時的な精神錯乱者とみなして無罪放免とした。

実はこの騒動の前夜，彼は何か深く心に思いつめた様子で，当時万朝報という新聞の記者をしていた幸徳秋水を突然訪ねている。秋水はその頃数少ない社会主義者の一人であり，約10年後に起こる大逆事件の際，社会を騒乱させた一人として処刑されることとなる。正造は「幸徳さん，私は最後の手段をとることに決めました」と秋水の目をじっと見据えて静かに言い放った。明治維新で新しい政治体制をとった日本は，富国強兵をスローガンに，工業力を高めるため色んな資源開発と産業を奨励保護する政策をとっていた。丁度その頃，古河市兵衛という一人の実業家が栃木県足尾の銅山経営に乗り出しており，この採掘に伴う鉱石の廃棄物は近くの渡良瀬川（わたらせがわ）という川にどんどん投げ捨てられ，そのためその堆積と廃棄物からしみ出る毒物によって周囲一帯の土地は荒れ放題となっていた。農作物は全く育たず，山林の木々は枯れはて渡良瀬川の魚も全て死に絶えてしまった。農民は生活の糧を得ることができず貧窮にあえぎながら様々な抗議行動を起こす。その頃栃木県より選ばれて衆議院議員となっていた正造は自分の全財産をなげうって約30万農民の抗議運動の先頭に立った。そして古河市兵衛という資本家の営利のためだけに被害をいつまでも野放しにする政府を非難し，のちに亡国演説と呼ばれる有名な演説を行なった。「政府が鉱毒を垂れ流させておいて人民を殺しているのは，国家を殺しているのと同じであります」と国会で言い放ったのである。だが，状況は放置されたままであった。彼は粘り強く政府関係者に被害農民救済のための請願を続けてゆく。しかし資本家の支援しか頭にない政府の政策の前では，何度大臣室に足を運んでも無駄であった。とうとう正造は国会議員を辞職して妻カツとともに鉱毒被害地の中心にある谷中村（やなか）に移住し，一農民として彼等と生活を共にしつつ抗議行動を続ける。それでも彼の努力は県や国の役人から無視され，ついにその時代の人として思いもよらぬ異常な行動に踏み出すのである。それが天皇に直訴状を手渡そうという行為であり，そのために当時名文家として名前が知れ渡っていた幸徳秋水の助けを借りようと考えたのであった。「田中さん，命を投げ出しておいでですね」「その覚悟です」秋水はこの思いつめた老人の努力を無にしてはいけないと思い，頼まれた天皇宛の直訴の原文を徹夜で書き上げたのである。

　その後の人生も含め田中正造は生涯の大半をこの足尾鉱毒問題の解決に費やすが，谷中村自体も結局は国から没収され，鉱毒汚染水をためる人工貯水池として水没していく。また，近隣の町村に移っていた農民は，やがて北海道への移住を強制されるのである。正造は，まさに刀折れ矢尽きる状態となるのだが，それでも死ぬ間際まで被害農民の救済のために奔走し加害者の告発を世に訴えた人であった。実に100年近くも前，環境破壊に対してこのような勇気ある行動を起こした先覚者が，紛れもなく日

本にいたのである。エコロジストのレイチェル・カーソンですら正造に遅れること実に50～60年，やっと米国における環境破壊の実態を告発している。しかし正造の教訓が正しく後世の人々によって生かされたとは言いがたく，わが国ではその後も水銀汚染による水俣病，カドミウムによるイタイイタイ病，大気汚染による四日市喘息，そして昨今では石綿（アスベスト）暴露に伴う悪性腫瘍の発生など，深刻な環境汚染問題が次々と発生することとなった。正造が晩年の日記に書いた一節に"真の文明は山を荒らさず，川を荒らさず，村を破らず，人を殺さざるべし"とある。もしこのように自然が愛され慈しまれ大切にされていたのであれば，今日，これまでの環境破壊の様相は随分と変わっていたかもしれない。またそのために何千，何万という人々が，人間として与えられる当然の寿命を全う出来ずに苦しみつつ世を去るということもなかったのではないか。今の世の中は彼が生きた時代とは比較にならぬほど豊かなものとなった。しかし正造のいう真の文明がこの地上にもたらされていると果たしていえるであろうか？　日本ばかりでなく今日の世界のどこを見つめても，真の文明は存在していないように見える。存在していないどころか，彼が生きた時代以上に猛烈な自然破壊が進んでいるようにさえ思える。正造の死後，彼が知る由もなかった核爆発や放射能の漏出で地上は汚染され，多くの無辜の民衆が悲しい運命に翻弄されては死んでいった。真の文明が人類に近づくどころかますます遠のいてゆくように見える。この世に真の文明を樹立するために我々は今日も明日も闘わねばならない。そしてそのために努力する人々こそ真に尊ばれるべきであろう。田中正造は，その真に尊ばれるべき人間の一人であった。彼が亡くなったとき遺品として残されていた物はごくわずかで，日記三冊，河川調査の分厚い草稿，明治憲法とマタイ伝をとじ合わせた小冊子に新約聖書一巻，そして石ころ三個，まさに持てるもの全てを投げ出して人々のために闘い尽くした生涯であった。

金沢医科大学　解答　22年度

出題者のネライ

課題文の読解力をみる。

書き方のポイント

　この課題文は、総合研究大学院大学教授　長谷川眞理子著『科学の目科学のこころ』からの抜粋である。著者は総合研究大学院大学において総合人類学や行動生態学を研究している。諸君はこれから大学で医学という自然科学を学ぼうとしている。しかし医学の対象は人そのものである。まさに「『人間』というものを科学的に解明しようという試みを始めたとたん、人文・社会系の人々と同じ柵の中に入っていかざるをえないことになる。」といった状況が諸君を待っているのである。行動の進化、ヒトの行動や認知、情動の特性など、様々な視点からの研究に基づいた氏の著書は、必ずや諸君の将来に役立つと思われる。一読することを薦めたい。

　さて、要約の方法ついては本書巻頭の「小論文を書く上での考え方」を参照されたい。要約の基本はそこに記したとおりであるが、今回の課題文はエッセイであるため、自分の言葉を用いながら、筆者の主張を論理的に構成していく必要がある。例えば、模範解答では「自然科学系の人々と人文・社会系の人達の間には、深い溝がある。」という筆者の意見を冒頭でまず示し、次に第7段落で言明されているその理由を示している。本来なら次の段落の要点へと繋げていくところであるが、それでは筆者がなぜこのように考えたのかということが明確に伝わらない。そこでこのような構成にしたのである。筆者の主張を解りやすく正確にまとめるためにはどのような構成にすべきかということも考える必要がある。

模範解答例

　自然科学系の人々と人文・社会系の人達の間には、深い溝がある。それぞれの分野の考え方が、どのような思考の枠組の中から生まれたのかを理解できないからだ。しかし、自然科学系の人々が「人間」を科学的に解明しようとすると、人文・社会系の人々と同じ柵の中に入っていかざるをえない。科学者で作家だったスノウは、科学を解する人々と解さない人々との間には、二つの異なる文化の間にあるような深い溝があると指摘した。ところが、現代社会は自然科学の産物である技術に満ち溢れている。技術を使いこなすことは、現代人の教養と考えられているが、人文・社会系の学問と自然系の学問との溝も、科学者と一般の人々との間の溝も深い。

(294字)

近畿大学　解答　22年度

前期試験

出題者のネライ

時事問題といっても良い。医師不足に関する問題意識を問う。

書き方のポイント

ポイントは二つである。第一に挙げられるのは、医師に対する訴訟である。医師は最善を尽くしても、どうにもならない場合があることを知っている。しかし、一般の人々が要求するのは、完全な治療と元の状態への復帰である。医師と一般の人々との意識の乖離が訴訟を生んでいる。特に小児科、産科に対して訴訟が頻発しているのが現状である。第二に挙げられるのは、地域的な問題である。医師も職業としてやっている以上、収入を確保しなければならない。人口が多ければ、病気の発生率も増加するのは当然である。その結果、医師は都市部を目指し、人口の少ない過疎地帯での開業を避ける傾向が生まれる。これらの問題を解決するためには、「産科や小児科といったリスクが高い診療科の医師には休みや給与といった待遇の保障や税金の優遇、地方や僻地での勤務を交代制にするといった具体策」が必要となる。模範解答例は、このような考え方で書かれている。

模範解答例

　私は、医師不足の原因は医師の偏在にあると思う。具体的には、産科や小児科などリスクが多い診療科目の医師の数が減少していることや、都市には多くの医師がいるのに地方や僻地には医師が極端に少ないといったことが問題であると考えている。こうした状況が続くと、人々が安心して医療を受けられなくなり、受けられる医療に格差が生じるといった問題が、発生するだろう。つまり、医師の偏在は私たちの命を左右する問題なのである。一方、医師にも人生設計があることも無視できない。この問題を解決するためには、産科や小児科といったリスクが高い診療科の医師には休みや給与といった待遇の保障や税金の優遇、地方や僻地での勤務を交代制にするといった具体策が有効ではないだろうか。なぜなら、私は、こうした対策をとることで、医師の負担を減らすことや、医師のライフスタイルを守ることが可能になり医師の偏在を解消することにつながると考えるからである。
(398字)

後期試験

出題者のネライ

インフォームドコンセントの重要性を理解しているかどうかを問う。

書き方のポイント

インフォームドコンセントは、現代医療の基本である。患者の権利と医療の選択を保障するという役割がある。それは、いい加減なインフォームドコンセントは医療訴訟に結びつくという現実的な問題へと繋がっていく。ところが、一般の人々は医療知識に乏しく、一方、医療関係者は医療知識、用語を正しく理解しているという現状がある。たとえば、僧帽筋、三角筋、そしてランゲルハンス島などの用語を医師が使った場合、どれだけの患者が理解できるだろうか。インフォームドコンセントにおける「共通の認識」とは、それほど簡単には達成できないものなのである。だが「最善の治療方法を導き出す」ためには、医療に係わる人間が患者にあわせた説明をしなければならない。模範解答例は、字数の関係から、インフォームドコンセントにおける「共通の認識」と「重要性」に焦点を当てているが、現実はそれほど簡単な問題ではないことを認識しておくべきである。

模範解答例

医療におけるインフォームドコンセントは、医師と患者の双方が納得できる医療を目指すために大変重要な役割を果たしていると私は考えている。なぜならインフォームドコンセントによって、病気やその治療に対するお互いの考えを理解し合い、共通の認識のもとで医療を行うことができるからである。近年、多くの医療訴訟が起きているが、争点の一つに、死因や後遺症に対する認識の違いがある。医師は、手術や投薬といった治療は万能なものではなく、結果として死や後遺症を招くこともあることを知っている。しかし、医学を知らない一般の人々は治療すれば必ず治る、もとの状態に戻ると考えている。こうした考え方の違いを医師と患者が話し合い、疑問や問題点を解決することで、お互いにとって最善の治療方法を導き出すこと可能にする。したがって、インフォームドコンセントは、医師と患者の双方が納得できる医療を目指すために大変重要な役割を果たしていると、私は考えている。
(387字)

関西医科大学

解　答　22年度

出題者のネライ

テーマの設定力、自分の意見を論理的に構成する能力を見る。

書き方のポイント

出題の「人間」をどのように理解するかがポイントとなる。これが人類全体という意味に近いのか、それとも、我々、普通の人々の個々の人生と捉えるかによって、内容は大きく変わる。ここでは、人類全体という意味にとるのは、無理がある。人類全体ととれば、それは、人類という種としての幸せという内容に繋がってしまう。したがって、ここでは、普通の人々の個々の人生と理解すべきである。さて、普通の人々の幸せは、個々の人間をとれば、それぞれ具体的な幸せについて書くことになってしまう。これでは、出題の意図を理解したことにはならない。よりすべての人間にあって、なおかつ抽象化されたものでなければならない。一方、最近の社会に目を向けると新たな人権が次々と認められつつある。肖像権やプライバシー権、そして自分の生命に関する自己決定権などが挙げられる。特に安楽死などはオランダやベルギーでは自己決定権の中に入る。そこで、ここでは自己決定権を持つことが人間の幸せであるという内容で模範解答例を書いている。ただし、この自己決定権は尊厳死など、自分の生命に関するものだけにとどまらないことに目を向けてほしい。

模範解答例

私は、人間の幸せとは自己決定の自由を持っていることであると考えている。今晩何を食べるのか、といった日常の些末なことから、進学や就職といった自分の人生を左右することに至るまで、数多くの選択肢の中から自分の考えに基づいて自分の行動を決定できることが、人間の幸せであると思う。なぜなら、自分の考えに基づいた決定には、自分の価値観や希望といったものが反映されているからである。自己の決定によって「自分はこうあるべき」「自分はこうありたい」といった自分の思いを実現することが可能になるからである。自分の思いが実現できれば、満足感を得ることや自分の存在価値を認めることができ、幸せへと繋がるだろう。また、たとえ実現できなかったとしても、自分の考えによって判断し決定したという満足感や、実現に結びつく手がかりを手に入れることができるだろう。尊厳死の選択も大きな自己決定の一つであると思う。こうした自己決定による幸せは、他者から押しつけられた決定や、他者に依存した判断からは決して得られないと思う。このように考えて、私は、自己決定の自由を持っていることが、人間の最大の幸せであると考えている。(490字)

川崎医科大学　解答　22年度

出題者のネライ

テーマの設定力、自分の意見を論理的に構成する能力を見る。

書き方のポイント

　課題としては、時事問題の範疇にはいるだろう。これまで、医療過誤についての出題は多い。政府も医療事故の発生を黙ってみているわけではない。厚生労働省では、平成20年4月3日に「医療の安全の確保に向けた医療事故による死亡の原因究明・再発防止等の在り方に関する試案(第三次試案)」を公表し、同じ年の平成20年6月13日に「医療安全調査委員会設置法案(仮称)大綱案」を公表している。医療事故は、その事実の究明に専門的な知識を必要とすること、そして公平な究明が行われることを前提として、平成22年5月現在、公的な第三者機関「医療安全調査委員会(仮称)」の設立について議論が行われ、厚生労働省は、意見を募集している。なお、想定される医療安全調査委員会は、原因究明・再発防止を行い、医療の安全の確保を目的としたものであって、医療関係者の責任追及を目的としたものとはなっていない。詳しくは以下の厚生労働省のサイトを参照されたい。以下のサイトは、平成22年5月現在のものである。
　http：//www.mhlw.go.jp/seisaku/05.html

　ここでは、課題文では「医療事故」となっているため、人為的ミスに絞られていると考えて良いだろう。人為的ミスによる医療事故を防ぐために医療従事者が心がけるべきことについて、述べる必要がある。「研修や再教育によって医療従事者の質を高める。」「人為的なミスは発生するものだという想定から、リスクマネジメントの体制を整えて人為的なミスの発生を未然に防ぐ努力をする。」「ヒヤリ・ハット事例(医療事故に至らないものの、事故に直結しておかしくない一歩手前の事例)を医療従事者の中で共有し、相互の経験値を高めるような工夫をする。」などが考えられる。

模範解答例

　医療事故が起きる原因は、仕事に対する慣れであると私は考えている。自分は慣れているから大丈夫だという思いこみが、自分は事故を起こさない、起こすわけがないという過信につながる。その結果、薬品名や用量、医療機器に対する杜撰なチェックや、手順やマニュアルを自分に都合良く理解し、正しく守らないといった安易な行動から医療事故を招いていると考えられる。こうした原因をふまえた防止策としては、チェック機能を強化するということがあげられる。例えば、これまで一人で行ってきた作業を複数の人間で行ったり、チェックシートへの記入を義務づけるといったことで、自分の思いこみが引き起こそうとしている間違いを、すぐに正すことができるだろう。また、こうしたミスを必ず報告し、関係者全員がその情報を共有し問題点を分析することも必要である。こうした防止策によって医療事故を減少させることが可能であると私は考えている。
(391字)

福岡大学 解答 22年度

出題者のネライ

長文を読む読解力と、テーマの設定力を見る。

書き方のポイント

出題の指示は作文でも良さそうに感じるが、課題文がある以上、小論文の構成で書くのが当然である。キーワードを見ておこう。

- 足尾鉱毒事件と田中正造：足尾銅山の開発に功績があったのは、古河市兵衛である。彼は、明治10年に足尾銅山を買い取るが、その後、高品位の鉱脈が発見され、明治20年頃には日本有数の産出量を誇っている。その影の部分で起きたのが足尾鉱毒事件と呼ばれる環境破壊である。銅の精錬は、鉱石を蒸し焼きにして硫黄を取り除くが、その過程で硫黄分が酸素と化合して亜硫酸ガス（二酸化硫黄 SO_2）となる。鉱石の製錬のために排出される亜硫酸ガス（二酸化硫黄 SO_2）が増大した。排出される亜硫酸ガス（二酸化硫黄 SO_2）は水に溶けやすく、酸性雨の原因ともいわれている。精錬のために木材の伐採が行われ、また、そのため、周囲の山の植物は荒廃していくこととなる。田中正造は、明治23年第一回衆議院議員選挙で当選し第二回帝国議会で足尾銅山から流出する鉱山被害について政府に初めての質問書を提出し、明治33年に議員を辞職して明治34年には明治天皇への直訴を試みる。この部分が課題文の内容である。
- 水俣病：1956年水俣市で発生したことから、水俣病と呼ばれるが、実態はメチル水銀による中毒性中枢神経疾患である。
- イタイイタイ病：1910年代から富山県の神通川下流域で発生していた。神岡鉱山亜鉛精錬所から排水されていた鉱廃水に含まれて排出されたカドミウム(Cd)が原因である。
- レイチェル・カーソン：1962年『沈黙の春』等の作品を発表。DDTなどの合成化学物質を農業として大量に用いると、その毒性が蓄積し、環境破壊を起こすことを警告した。

模範解答例

私たちは、経済的発展と環境破壊を比較し、経済的発展を諦めなければならない場合があることを認めるべきである。富国強兵政策と資源開発のために環境被害が無視されたことは、別々の問題として今まで捉えてきたが、課題文を読んで、経済と環境破壊は強いつながりがあるということに気がついた。特に印象に残ったのは、田中正造の日記に残された「真の文明は山を荒らさず、川を荒らさず、村を破らず、人を殺さざるべし」という言葉である。私には、文明の在り方を的確に示した言葉であると考えられる。開発が国策として行われた場合には、破滅的な環境破壊に結びつく可能性があることから、ダムや有明海の国策としての開発が気に掛かった。私たちは、経済的発展と環境破壊を比較し、環境破壊が行われるような場合には、それが国策として国の経済的発展をもたらすようなものであっても、その政策を諦めるような勇気が必要であると思う。(390字)

平成21年度

問 題 と 解 答

日本医科大学

時　間：60分
字　数：600字以内

問　題　　21年度

課題：「医療における偏見」について考えることを600字以内で記述しなさい。（下記に横書きで記載すること）

日本大学

時　間：60分
字　数：800字以内

問　題　21年度

　トルストイの書いたものの中に木の話がある。それはある親木の根元に成長する芽生を見つけて、その芽生を取り去ったら、もっと親木を助けることになろうとの考えから、芽生えを摘み取り摘み取りするうちに、親木も一緒に枯れて来たという話である。ずっと以前に私はあの話を読んだ時から忘れがたく思ったが、今だに折にふれては思い出す。

　ことしの秋の彼岸過ぎに、一株の芭蕉を庭に植えて見た。行く行くは株分けをしたらと思うほど中央の古い幹を挟んで二本の芽生が延びて来ている。互いに幹を並べ互いに広い葉をまじえて、堅く結びついているその一株の芭蕉が、風には動き、雨には音のするさまを眺めているうちに、一株としてこそこうした根拠の固い共同の力もあるのだと思われて来た。私はあのトルストイの木の話なぞを思い出して、根分けはかえって古い芭蕉の死を早めるようなものだと考えるようになった。

　相生という言葉は「あいおい」と読んで、相互に生い立ち、同時に生い出づるという意味であろうが、もっとその意味をひろげて、相互に生命を託すると考えて見るのもおもしろい。愛の象徴とも言うべき「相生の松」が古人の想像に上ったと考えて見るのもおもしろい。

『民衆の敵』の主人公はその妻にこう語っている――

　　Dr. Stockmann.　………　I have made a discovery.
　　Mrs. Stockmann.　What, again ?
　　Dr. Stockmann.　Yes, certainly. This is what I've discovered, you see：
　　　　　　　　　The strongest man upon earth is he who stands most alone.

－中略－

相生は言いやすい。しかしこの人の世にあっては、木と木の堅く結びつくほどの力をすら実現することは容易でない。一切をささげて惜まないほどの人間の情熱にすら、同時にそれを根から覆えさずには置かないような破壊と、矛盾と、悲哀と、不安とを伴う。それを思うと残酷な気がする。

引用文献：藤村随筆集（十川信介編　岩波文庫）岩波書店　1989年発行
　　　　　Ⅲ章　相生（120-121頁）から

参考：『民衆の敵』－イプセンの戯曲で、ストックマン医師はその主人公である

【課題】上記英語の要約を記述した上で、最後の文「それを思うと残酷な気がする」とはどのようなことなのかを800字以内で論述しなさい。

近畿大学

時　間：40分
字　数：400字以内

問　題　　21年度

前期試験

論題　「医師の資質について」

(注) 横書きで400字以内にまとめること。

後期試験

論題　「医療崩壊の社会構造と解決策」

(注) 横書きで400字以内にまとめること。

関西医科大学

時　間：４５分
字　数：５００字以内

問　題　　２１年度

平成２１年度　一般入学試験小論文課題

「良医」とはどのような医師か、あなたの考えを述べなさい。

川崎医科大学

時　間：30分
字　数：400字以内

問　題　　21 年 度

平成21年度一般入試小論文問題

あなたが「理想とする医師像」とは、どのようなものですか？

400字以内で書きなさい．

（30分，横書き）

福岡大学

時　間：40分
配　点：40点

問　題　　　　21 年 度

　次の性別・年代別喫煙率の推移の図を見て，言えることおよび考えられることを列挙し，最後に医師をめざすあなたの喫煙に関する考えを述べなさい。

性別・年代別喫煙率の推移
（日本専売公社，日本たばこ産業株式会社による調査より）

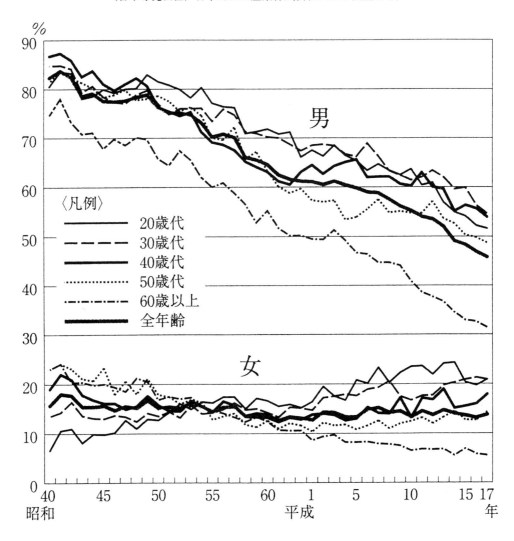

日本医科大学 解答　21年度

出題者のネライ
テーマの設定力、文章の構成力を見る。

書き方のポイント
設問に含まれる「偏見」という言葉をどのように考えるかがポイントとなる。「偏見」とは「事実に基づかない偏ったものの見方」と理解して良い。そうすると、医療の現場では、医療の側から見た患者への偏見、患者から見た医療側への偏見、医療の側の中で相互に起こる偏見、患者同士の間で起こる相互の偏見の四つを考えることができる。しかし、このすべてを解答の中に盛り込むのは、得策ではない。字数制限が600字であるため、テーマを一つに絞るべきであろう。模範解答例では、医療の側から見た患者への偏見を採り上げた。

模範解答例
医療における偏見として私が考えることは、医師のパターナリズムである。なぜなら、医師のパターナリズムとは、「患者には医学知識はないし、教える必要もない」という偏見に基づくものであると考えられるからである。私が病院に行くと、診察を受けて薬を処方されるが、診察から病名に至るまでの過程の説明を聞いたこともないし、また、どうしてこの薬なのかを説明された記憶もない。インターネットで薬を調べると、同じような効果を持った薬は他にもあるし、副作用もあることが分かる。では、なぜ、医師はこの薬を処方したのだろうかという疑問が湧く。命に関わる病気でもなければ、説明し、患者の要望を聞くという必要な無いのだろうか。私は、ここに患者に対する医師の偏見を感じるのである。患者は医学知識に乏しく、説明しても理解できないに違いない。そして処方する薬は、症状を改善するものであれば、副作用などの説明はしても無駄であろう。そんな医師の思考過程が見えるような気がする。薬局で渡される薬の説明書もそうだ。非常に簡単な説明しか付いていない。このように考えると、医療に携わる人々は、患者は医学知識に乏しく、処置の内容について詳細に教える必要もないという考え方をしているように思われる。しかし、その考え方自体が医療における患者への偏見であろうと思う。その代表的な偏見がパターナリズムと呼ばれるものであると、私は考えている。

(591字)

日本大学　解答　21年度

> 出題者のネライ

英語力、文章の読解力、そしてテーマの設定力、文章の構成力を見る。

> 書き方のポイント

英語部分は、イプセン(Henrik Johan Ibsen)の戯曲『民衆の敵』の最後の部分である。内容は、ある田舎町で温泉が発見され、町の人々は温泉による町おこしを考えるが、主人公で医師であるストックマンは、町の製革所からの廃液が温泉を汚染していることに気づく。彼は温泉の使用中止を求めるが、利益を優先する民衆にとっては、彼は敵となり、次第に孤立していく。その最後の場面での会話である。make a discovery は、「発見する」の意。certainly には「確かに」という意味があるが、ここでは「OK、承知しました」といった意味の返事である。upon earth は、on earth と同じで「地上で」とか「この世の中で」と行った意味である。stand alone は、「比類がない、傑出した」の他に「孤立する」という意味があるが、ここでは、戯曲の内容を知らなければ、訳を決定するのは非常に難しい。むしろ、課題文全文の意味から、推測すべきである。最後の文では、The strongest man を he で受けている。意味がとれれば、あとは、課題文の趣旨が理解できる。木々が堅く結びついて相生するのに対し、人間が相生することは、非常な困難があるということになる。最後の「一切をささげて惜しまないほどの人間の情念にすら、同時にそれを根から覆さずには置かないような破壊と、矛盾と、悲哀と、不安を伴う、それを思うと残酷な気がする。」とは、人間が正しいと信じることをしようとすれば、その人間は『それを根から覆さずには置かないような破壊と、矛盾と、悲哀と、不安』のなかに投げ出されることを意味している。

> 模範解答例

英語部分を要約すると「医師であるストックマンは、ある発見をする。妻がそれを問うと、ストックマンは『世の中で最も強い男とは、寄る辺もなく独りで立つ者のことである』と答えた。」と要約できる。「それを思うと残酷な気がする」とは、相生を目指して、自己の信念に従って生きようとしても、人々は様々な批判を投げかけ、The strongest man は悲哀と不安の中で生きなければならない。それが「残酷」の意味であると私は考えている。なぜなら、私は、The strongest man を自立して自分の信念に従って生きる人間として理解したからである。自分自身の信念と他の人々との相生を目指しながら、様々な批判を受け、そして独りで悲哀と不安に耐えることは、とても残酷なことである。私は、この状況は、現在、医師が置かれている状況に近いように思われてならない。訴訟を起こされたが、無罪となった医師についての報道をテレビで見る機会があった。彼は、困難な状況の中で、自分の信念に従って最善と考えられる方法をとったが、社会はそれを批判した。医師は、医療の現場では人の生命の生死は表裏一体であることを知っている。したがって、生命に危険があれば医師が最善と判断する方法を選択する。このとき、医師は寄る辺もなく独りで立つ者なのではないだろうか。一方、社会は完璧な治療を医師に対して求める。医師は生命を救って当然であり、救えなければ責任をとるべきであると考えているように見える。

医師と患者やその家族との間には、未だに相生は成立していない。その状況は、現場で独りで立つ医師に対して、まさしく残酷な状況なのではないだろうか。このように考えて、私は、「それを思うと残酷な気がする」とは、相生を目指して、自己の信念に従って生きようとしても、人々は様々な批判を投げかけ、The strongest man は悲哀と不安の中で生きなければならないことが「残酷」の意味であると私は考えている。

(794字)

近畿大学 解答 21年度

前期試験

出題者のネライ

テーマの設定力、文章の構成力を見る。

書き方のポイント

ほぼ毎年どこかで出題されるテーマである。このテーマについては、必ず対策を考えておくべきである。一つの方向として、医師の資質は知識や技術に優れていると同時に、人格的に優れている必要があると論述する方向がある。そして別な方向としてヒポクラテスの誓いに代表されるような奉仕の精神を強調する方向がある。医師の資質としては、細かく挙げればきりがなく、大きく採り上げれば、この二つくらいしかないといって良い。ところが、医師も人間であるから、実際にはこの二つを兼ね備えた神様のような医師がいるわけではないし、もし存在したとしたら、その医師は、自分の人生を最大限犠牲にしていると言えるだろう。したがって、この種のテーマは、ほぼ同じような解答が並ぶ、ポイントは、どこに力点を置くかである。

模範解答例

私は、医師の資質とは、勉強を続けていく能力と人間として成長する能力を兼ね備えていることだと考えている。医師は人の生命に関わる仕事である。その医師が知識や技術を軽視し、医師になったとたんに勉強を止めてしまったらどうなるだろうか。最新の知識を学ばず、最新の技術も知らない医師が、患者を診ることになる。これは医師以前に、仕事に向かい合う人間としての態度が欠落していると言えるだろう。また、勉強とは必ずしも知識と技術だけを意味しない。私は人間として成長する勉強も大切であると考えている。医師は、病気を治療するが、その際に患者のQOLを考える必要がある。しかし、勉強だけで人生の経験が不足している医師に、患者の生活の背景を理解することが出来るだろうか。私は、このように考えて、医師の資質とは、生涯にわたって知識や技術について勉強を続け、そして人間として成長し続ける持続力を備えていることだと考えている。
(396字)

後期試験

出題者のネライ

テーマの設定力、文章の構成力を見る。

書き方のポイント

課題は「医療崩壊」「社会構造」「解決策」と三つの内容が入っており、それを400字でまとめるにはかなりの手際の良さが必要である。現在、医療崩壊が大きな社会問題となっているが、その背景は複雑である。平成19年6月21日に、日本学術会議、臨床医学委員会医療制度分科会による提言が出されている。『医師の偏在問題の根底にあるもの 提言：量から質の医療への転換による克服』（インターネットで閲覧可能）では、医師の偏在には、医師の地域における偏在と診療科における偏在があることを指摘し、医師の地域における偏在は地域医療の問題となり、また、医師の診療科における偏在は、産科・小児科や救急医療の問題へと結びつくことを指摘している。つまり、医師の数が足りないのである。その裏には医師が辞めていくという実態がある。理由は、医師が医療の現実について抱いている認識と、社会が医療に対して抱いている認識に大きな隔たりがあることである。医師は、医療は必ずしも期待通りに行かずに患者の生死に関わるような場合があることを知っている。しかし、社会は満足できる医療結果を期待し、望んだ結果が得られない場合には、かなりの数が訴訟へと発展する事実がある。実際、平成18年には、産科医が逮捕（平成20年に無罪確定）されるという事態も起きている。また、医師の労働は、過重な労働であり、平成11年には医師の過労死が認定されている。なお、現在の動向としては、基幹となる医療機関を構築し、そこに十分な診療科と十分な医師を確保する方向で政策が進められているが、同時にそのことが逆に医師の空白地帯を作り出していることも否定できない。

模範解答例

　私は、医療崩壊の原因は、医師の認識と社会の認識が、医療に対して異なっているところにあると考えている。なぜなら、医師は、医療は必ずしも期待通りに行かずに患者の生死に関わる場合があることを知っているが、社会は同じ認識を共有していないからである。社会は、医師に完全な治療を期待するし、出来て当然だと考えている。したがって、このように医療について認識に違いがある社会では、すぐに訴訟へと発展する可能性が高い。実際、テレビで、訴えられた産科医が無罪となったニュースを見たが、「医師に対し社会は完璧を求めるという社会構造の表れ」と私には思えた。この社会構造を変化させるためには、社会に対して医療知識をある程度普及させる必要があると私は考えている。医療崩壊を解決するためには、社会が医師と同じように、医療は必ずしも期待通りに行かずに患者の生死に関わるような場合があることを認識する必要があると私は考えている。

　（396字）

関西医科大学 解答　21年度

出題者のネライ

テーマの設定力、文章の構成力を見る。

書き方のポイント

集英社新書　鎌田實　著「病院なんか嫌いだ　良医にめぐりあうための10箇条」は次のような10箇条を挙げている。①話をよく聞いてくれる。②判りやすい言葉で判りやすく説明してくれる。③薬や検査よりも、生活指導を重視する。④必要なときは、専門医を紹介してくれる。⑤患者の家族の気持ちまで考えてくれる。⑥患者が住む地域の医療や福祉をよく知っている。⑦医療の限界を知っている。⑧患者の痛みやつらさ、悲しみを理解し、共感してくれる。⑨他の医師の意見を聞きたいという希望に、快く応じてくれる。⑩ショックを与えずに真実を患者に伝えられる。

鎌田實氏は、以上の十箇条をあげて、「良医」とよび、専門科のエキスパートの医師だけが良いわけではないことを指摘している。この課題は、良医が括弧に入っていることから考えて、上記の10箇条を踏まえたものと考えられる。

模範解答例

　私は、良医とは地域に根ざし、自分の住む地域の人々や地域の状態をよく把握している医師だと考えている。多くの人は病気になると専門医であるエキスパートに見てもらうことを考える。しかし、そのエキスパートは、必ずしもコミュニティに属しているわけではなく、患者の生活する場所とは離れた場所で医療活動を行っていることが多いと思われる。一方、地域に根ざし、地域の人々とともに医療を実践している医師は、地域のことをよく知り、そして患者の生活環境についても知っているだろう。2009年に新型インフルエンザの患者を日本で初めて報告したのも発生地域の医師であった。その医師は、地域の様子を把握しており、その地域でのインフルエンザの発生が時期的におかしいと感じることが出来たのであると思う。また、地域の人々と医療を実践にしている医師は、患者の地域の医療や福祉について詳しく知っており、患者のQOLを高めるという点では、もっとも相談しやすい医師であろう。このように考えると、良医とは、決して専門家医のエキスパートではなく、地域に根ざし、自分の住む地域の人々や地域の状態をよく把握している医師であると私には考えられる。(494字)

川崎医科大学　解答　21年度

出題者のネライ

テーマの設定力、文章の構成力を見る。

書き方のポイント

　平成19年度に出題された「あなたが、川崎医科大学を志望した理由を400字以内で書きなさい。」の類題と考えることが出来る。川崎医科大学は、建学の理念として、「1.人間を作る　2.体をつくる　3.医学をきわめる」の3点を掲げている。川崎医科大学のホームページで参照できるので見ておくべきである。一般的に、私学はどこの大学でも建学の理念や建学の精神といった根本理念を掲げている。私学である以上、ある目的のために建学されるのであり、その建学精神は学校の運営、研究の方向など、大学全体の方向性を左右する。川崎医科大学の救急医学教室は、文部科学省の「大学教育支援プログラム」に「全救急対応救命センターの救急医養成プラン」を申請し、この分野に応募した総数55件申請の中から選定されている。ホームページから引用すると、「今回の申請が選定されたのは、軽症から重症までどんな患者でも診療できる医師を養成するという教育理念のもとに、大学附設の救急部でありながらこれまで一貫して救急医による初期・二次・三次救急診療と救急医学教育を行ってきた実績が、特に他の大学の参考になる取組であると高く評価されたためです。」とある。つまり、建学の理念である「3.医学をきわめる」を実践しているわけである。そこで、設問に対しては、建学の理念の中から「1.人間を作る　3.医学をきわめる」に焦点をあてるのが妥当である。

模範解答例

　私が理想とする医師像とは、教養があり、良き人間であると同時に、医学の専門性を極めた医師である。なぜなら、医師は患者を相手にする職業であると同時に高度な専門的知識や技術が求められる職業だからである。例えば、患者の面倒見がよいことで評判の医師であっても、専門的知識や技術が無ければ、患者の生命に危険が及ぶような場合には、医師としての存在価値はないだろう。一方、専門的知識や技術はあるが、患者を見下し、患者の生活を顧みることがない医師はどう考えられるだろうか。インフォームド・コンセントの際にパターナリズムを発揮して患者を黙らせ、患者の意志を無視し、患者のQOLを考えることが出来ない医師が生まれるのではないだろうか。したがって、私の理想とする医師像とは、患者の生活に思いを巡らし、幅広い角度から患者について考えることが出来る教養があり、医学の専門性を極めた、良き人間としての医師である。
(391字)

福岡大学

解答

21年度

> 出題者のネライ

　図表を読み取ることを通して、論理的な思考力を問うとともに、テーマの設定力、文章の構成力を見る。

> 書き方のポイント

　WHOは、2003年に「たばこの規制に関する世界保健機関枠組条約(略称「たばこ規制枠組条約」)を採択し、日本は2005年に条約を批准しているが、厚生労働省主導の「健康日本21」においても喫煙率抑制の数値目標などの設定は行われず、対策は遅れていると言える。喫煙抑制策は、世界の傾向である。とくに2009年は世界禁煙デー(1988年より毎年5月31日に行われている)のテーマが、Tobacco Health Warningsであることにちなんだ出題であるといえよう。また、2008年3月には、日本学術会議が「脱タバコ社会の実現に向けて」という提言を行っている。この提言は日本学術会議のサイトで閲覧可能である。

　さて、図表に見られる全年齢は、言葉を換えれば、全年齢の平均値である。この平均値から逸脱しているものが特徴であり、何らかの理由が考えられる。また、男性の喫煙率は、全年齢において、時間経過と負の相関関係にあり、今後も低下することが予想される。一方、女性の全年齢の喫煙率は横ばい傾向を示しており、時間経過とは相関関係が無い。ところが、年代によって喫煙率の上昇及び下降が異なった様相を示している。このあたりから論を展開することになるが、癌との因果関係の図表などがあるわけではないので、記述の際には、十分な配慮が必要となる。また、出題が、「言えることおよび考えられることを列挙し」とあるので、その指示を守る必要がある。「言えること」と「考えられること」を区別して列挙することも有効である。なお、解答用紙がマス目のない横書き罫線用紙であるため、模範解答例は1000字以上の字数で書かれている。列挙部分は横に並べて書くことも可能である。

> 模範解答例

☆言えること
1. 男性の喫煙率は全体としては低下傾向にある。
2. 全ての年代で低下傾向にある。
3. 60代では、喫煙率が、他の年代よりも低い。
4. 女性の喫煙率は全体として横ばいの傾向がある。
5. 20代、30代、40代で増加傾向にあり、50代では上昇する傾向がある。
6. 60代では、低下傾向にある。

☆考えられること
1. 男性の喫煙率は今後も低下していくと考えられる。
2. 男性の若い世代の喫煙率の低下は、禁煙教育などの効果が考えられるが、60歳以上の男女の喫煙率の低下は、自然減と考えられる。
3. 女性の20代から40代の喫煙率は上昇傾向にあり、時間の経過と加齢を考えると、全ての年代で喫煙率が上昇する可能性が高い。

　私は、喫煙率の抑制が必要であると考えている。なぜなら、すでに喫煙による癌の発生

リスクの上昇、受動喫煙が与える他者への影響などについて、数多くの指摘がなされており、喫煙の抑制は、国民の健康維持や医療費の抑制につながると考えるからである。

　喫煙者の多くは、喫煙は個人的嗜好であって、法律で禁止されているわけではないという意見を持っている。しかし、この意見は、今や周囲に誰もいない無人島でたった一人で喫煙する際に主張できる論理になろうとしている。喫煙が行われる場所は、家庭、職場、公共施設など、多くは閉鎖空間で行われ、結果として周囲の非喫煙者に対して、受動喫煙という形で影響を与えるからである。本人だけでなく周囲の人間の癌の発生リスクも上昇させ、財政的には医療費の増大につながると言うことができるだろう。このように考えれば、喫煙は本人だけの問題ではなく、喫煙率の抑制は国民の健康維持にとって必要であるとともに急務であると考えることができる。そこで私は、喫煙率の抑制のために、いくつかの対策を述べることとする。第一に、煙草の値段を上げることである。煙草は税金の塊と言われ、先頃も煙草の値段を上げる、つまり増税案が浮上したが、実現には至らなかった。その理由は、煙草を税収の一つの方法とだけ考えていたからである。しかし国民の健康維持という観点から考えれば、高い税金をかけ、煙草を買うことに心理的な圧力をかけることは喫煙を抑制するための妥当な方法であると考えられる。第二に禁煙教育によって、煙草が引き起こす直接的・間接的な健康障害について一層の教育と啓蒙活動を行うべきである。とくに、女性の二十代から四十代までの喫煙率の上昇は、将来的には女性の全ての年代で喫煙率が上昇する可能性を示しており、啓蒙活動は急務であると考えられる。禁煙教育は、幼いうちから行うべきであり、映像なども効果的であると思う。私自身、学校の禁煙教育で、喫煙者の肺の写真を見せられてショックを受けた経験がある。こうした教育により現在の喫煙者を減らすとともに将来の喫煙者を減らす効果が考えられる。第三に路上を含む公共の場所での喫煙を禁止することが考えられる。これは既に実施されているが、喫煙場所が別に設けられている場合が多く不十分であると考えられる。最後に政府による喫煙率削減の数値目標を設定する必要があると思う。この喫煙率削減の数値目標の設定が、喫煙抑制の全ての行動の基礎となると考えられるからである。以上のように、私は、具体的な対策を通して喫煙率を抑制することが必要であると考えている。喫煙による癌の発生リスクの上昇、受動喫煙が与える他者への影響などを減少させ、国民の健康を維持するためには喫煙を抑制することが必要であると考えているからである。

(1128字　※列挙部分は含んでいない)

平成20年度

問 題 と 解 答

慶應義塾大学

時　間：５０分
字　数：６００字以内

問　題

２０年度

　親友と最近連絡が取れません。どうやら、親友はひどく落ち込んでいるようです。何度か連絡を試みた結果、ようやく明日親友と会って話すことになりました。そこでは、どのようなやりとりが２人の間で繰り広げられるでしょう。２人のやりとりを対話形式で解答用紙のＡ欄に、そしてそのやりとりの中であなたが意図したことをＢ欄に述べなさい。

慶應義塾大学 解答 20年度

出題者のネライ

テーマの設定力、文章力を見る。

書き方のポイント

　難問の部類である。内容としては、友人をカウンセリングする場面を記述し、そのカウンセリングの意図を記せという課題であると考えて良い。カウンセリングの意図を先に決定し、その後にA欄の文章を書くのが書きやすいだろう。しかし、A欄ではかなりの文章力が求められることになる。カウンセリングの基本は、「相手を受容すること」が基本であるとされる。つまり相手の置かれている状態を認めてあげることになる。ここから、相手の性格や問題の複雑さを考えて、励ましや説得、そして新たな方向を示す、または共同で模索するという仕事に向かう。この小論文では、なるべく単純な内容を取り上げて、自分の意図が分かるような記述をする必要がある。取り上げた内容によって、励ましや説得、そして新たな方向を示す、または共同で模索するという意図に基づいて会話を進めることになる。模範解答例では、相手を受容しながら、相手の心を整理する手伝いをするという、もっとも基本的な意図に基づいて書かれている。なお、字数制限が不明なため、A欄は30行程度、B欄は600字以内として書いている。A欄は、すっきりと書かないと意図が不明になるので注意が必要である。

模範解答例

A欄

私　「やぁ、元気だった。だいぶ落ち込んでるみたいだけど・・・。」
親友「うん。まぁ、ね。」
私　「よかったら、相談に乗れるかと思うんだけど、話してくれるかな。」
親友「君に話しても、あんまり、意味はないと思うけど、ただ、君に心配をかけるのは済まないと思うから。まぁ、簡単に言ってしまえば、成績のことだよ。模試の結果があんまり伸びないんだ。このままだと受からないんじゃないかと思うと心配でね。」
私　「つまり、模試の結果を見て、来年の受験が心配なんだね。」
親友「そういうことかな。」
私　「それじゃぁ、君は受験の結果は、模試の結果通りだと考えているんだね。」
親友「ん？そういう訳でもないんだけど。最後まで頑張って模試の結果よりも上の大学に受かった先輩もいるし・・・・。」
私　「模試の結果よりも上の大学に受かった先輩がいるのに、自分には、そんなことは起きないと思っているわけだ。」
親友「僕には起きないと思うね。」
私　「うーん。君が、模試の結果よりも上の大学に受かった先輩がいるのに、自分には、そんなことは起きないと思う理由はなに？」
親友「模試の結果が良くないからさ。」
私　「じゃ、模試の結果が良くない理由は何だと思う？」

親友「それは、・・・・・。勉強が足りないのかな。」
私　「それなら、これからどうする？」
親友「なんとなく、自分がしなければならないことが分かったような気がするよ。」
私　「それじゃぁ、どこかでお茶でも飲まないか。」
親友「いや、この気持ちのまま勉強したいから帰る。ありがとう。」
私　「一緒に合格しような。」
親友「ああ。もちろんだよ。」

B欄
　私が意図したのは、「友人の心の整理を手伝うこと」である。落ち込んだり、悩みを抱えている人たちに対して行われるのは、多くの場合、励ましや説得である。しかし、私は、励ましや説得は、本人を助けることにはならないと考えている。なぜなら、励ましや説得は、励ましや説得を行う人間が、自分の立場で考えて自分の考えを実行しているだけだからである。それは、自己満足であって、落ち込んでいる本人の立場を理解していることにはならない。私は、本人の立場を理解するということは、非常に難しいことだと思う。しかし、話を聞きながら、相手の心の中を整理する手伝いをすることはできると考えている。相手の心の中に踏み込むのではなく、相手の言ったことをもう一度繰り返してあげる。その言葉を聞くことで、相手は、自分の心の中を他人の言葉として客観的に聞き、そして混乱している心の中を少しずつ整理できるのではないだろうか。たとえ友人でも心の中に無理矢理踏み込んで激励したり、ましてや説得するというやり方は、本人の考えというものを認めないことだろうと思う。ところが、相手の話を聞きながら、事実を繰り返して、質問をするやり方であれば、本人の考えを否定することなく、本人が進むべき方法を自ら見つける助けをすることになると思う。このように考えた結果、私が意図したことは、「友人の心の整理を手伝うこと」となった。
(583字)

平成19年度

問 題 と 解 答

慶應義塾大学

時　間：５０分
字　数：６００字以内

問　題　　１９年度

以下は　後漢書・楊震伝　を原出典とする逸話である。これを読んで問に答えなさい。

　中国の後漢時代の官僚であった楊震（ようしん）は非常に博学であり、高潔な人物としても知られていた。その楊震が山東省の太守に任命されたときのことである。赴任の途中の宿、夜おそくなってから、同じ省内の県の県令をつとめる王密（おうみつ）が、ひそかに訪ねてきた。かつて楊震がその学識をみこんで、官吏登用に推挙した男である。久しぶりの再会で、昔話に興じた。そのうちに、王密がふところから金十斤をとりだした。これに対し、いくつかやりとりの後、楊震は

　　　　　天知る　地知る　子知る　我知る

と言って、これを遠慮した。

問　この言葉の意味を解釈し、このときの楊震の対応と王密の気持ちについてあなたの考えを述べよ。

慶応義塾大学 解答　19年度

出題者のネライ

課題文の読みとりとテーマの設定力を見る。

書き方のポイント

楊震は後漢の政治家で、清廉な政治家として有名な人物である。課題文の話は『後漢書』の『楊震伝』によっているが、内容は楊震が賄賂を拒絶した際に「天知る、地知る、子知る、我知る」と述べたことが記されている。なお、楊震は、讒言(ざんげん：競争相手を陥れるために、相手を悪く言ったり、ありもしないことを作り上げて上司に言うこと)等にあい、最後は自殺を遂げた。王密は、かつて楊震が荊州刺史だった時に、茂才(当時、地方官が推薦した儒生)に推挙した人間である。『楊震伝』では、金を渡しているが、金の意味は、推薦してくれたことへの謝礼、もしくは賄賂と考えて良いだろう。書くべき方向はいくつかある。第一に医師と患者の間によく見られる謝礼の習慣である。次に清廉潔白とはどのようなことかというテーマである。そして3つ目にあげるとすれば、「天知る、地知る、子知る、我知る」の言葉の中にある「天知る、地知る」という言葉であろう。人間を越えたものが人間の行動を見ているという考え方である。これは「神が見ている」という考え方にもつながるところがある。模範解答例は、天と地を西洋的な神に見立てて解答している。

模範解答例

　王密の行動は二通りの取り方があり、感謝のつもりで金を渡そうとしたという考えと、推挙してくれたことへの賄賂であったという考え方ができる。王密の気持ちがどちらであったとしても、楊震の行動は正しい判断だったと思う。私がそのように考える理由は、楊震の「天知る、地知る」という言葉にある。なぜなら、ここでの「天」「地」はともに人知を越えたものを指していると考えられるからである。王密の能力が優れているのであれば、楊震が推挙しなくてもいずれは世に出てくることとなったであろう。天と地が王密を見ているからである。このように考えると楊震が王密を推挙したのは、単に王密が世に出る時期を早めたに過ぎず、王密本来の実力によるものであり、楊震が謝礼をもらうにはあたらないであろう。したがって、楊震の行動は正しい判断であったと考えることが出来る。また、王密の金が推挙してくれたことへの賄賂であれば、自らの高潔さを傷つけることになる。自らの高潔さを保つということは、周囲に人がいるかいないかには関わらない。たとえば、人がいるときには赤信号を無視しないが、人が見ていない場合には赤信号を無視するのであれば、その行動は他者の存在に依存したものでしかない。しかし、天と地という人知を越えたものが常に自分を見ていると考えれば、他者との存在とは無関係に自己を律することになるだろう。楊震はまさに天地神明にかけて高潔であろうとしたのである。
(597字)

平成18年度

問題と解答

慶應義塾大学

時　間：50分
字　数：600字以内

小論文

（解答は解答用紙の所定の欄に600字以内で記入すること。）

　次のグラフは東京都生活文化局が都民に対して行ったアンケート結果です。「最近の子どもたちのことについてお尋ねします。あなたは最近の子どもたちにどのような印象をお持ちですか。印象度の強いことがらを次の中から5つまでお選びください。」という主旨の問いの主旨に対する回答です。

　この資料を参考にして、自分の子どもだったら頃と比較しながら、"最近の子どもたち"について自由に論じなさい。

―　ここには何も書かないこと　―

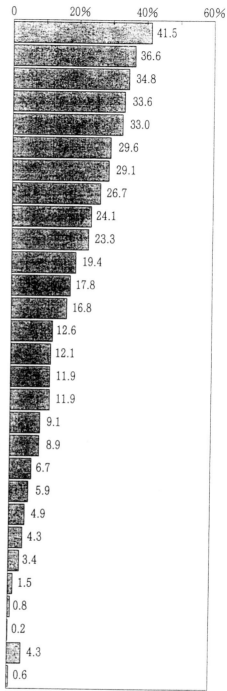

慶応義塾大学 解答　18年度

出題者のネライ

資料を読みとる力とテーマの設定力を見る。

書き方のポイント

「自由に論じなさい。」とあるが、「この資料を参考にして」という部分を忘れてはならない。まず第一に、ここでは、「子ども」の定義が明らかではないが、単純に小学生から高校生を対象として考えてよいだろう。次に、質問項目を見ると(＋)の内容と(－)の内容が混在していることが理解できるはずである。しかも、最近の子どもたちに対して、都民の反応は、概して否定的な見方をしていることになる。ところが、(＋)の内容と(－)の内容を比較してみよう。(－)の内容は、一般に日本人の特性とされ、集団への参加、周囲への配慮や思いやり、謙遜の美徳、規範への適応などから構成されている。一方(＋)の内容は、新しい機器に順応性があり、身体能力は向上し、個性的で発想が豊かで行動的、リーダーシップもあればボランティア活動などの社会性もあるという項目から構成されている。ここまで理解できれば、あとは、諸君がどのような要素をもった「子どもたち」を理想とするのかを、自分の子供時代と比較しながら述べることになる。

模範解答例

　私は二つの考え方が可能であると思う。一つは、最近の子ども達も昔と変わらない子ども達で、やがてはそれぞれの親のように集団へと参加し、周囲への配慮や思いやりを獲得することによって、今の大人と同じようになるだろうという考え方である。もう一つは、最近の子ども達は大きく変化しており、今後成長しても個性的でリーダーシップを発揮できる大人になり、今の大人とは異なる大人となるだろうという考え方である。私は自分の子供時代と比較して、現代の子ども達が今の大人とは異なる大人となるという考え方を取りたい。自分の子供時代を振り返ると、すでにコンピュータなどの機器を早くから使いこなしていたし、規範という意味ではネットワーク社会に必要な著作権などの規範も学校で学んだ。また、自分の考えを述べるためにホームページを作成する技術もある。これらの点では、子ども時代の環境が現代の大人が経験してきた環境とは大きく異なっているのであり、その環境が人間の形成に影響を与えないとは考えることができないのである。忍耐力がないという見方も、見方を変えれば自分に合わないことを無理にやるのではなく、自分に合ったことをしようとする行動形式だということもできる。また自己中心的であるという見方も、自己の利益を最優先で追求するという行動様式を採る結果としてそのように見えるのではないだろうか。このように考えると、現代の子ども達の行動様式そのものが大きく変わりつつあるのだと考えられる。したがって、私は、最近の子ども達は、現代の大人達と同じような大人達にはならないだろうと推測するのである。コンピュータを中心としたネット社会に順応し、身体能力も向上している上に、個性的で発想が豊か、そして、リーダーシップも取れれば、ボランティア活動に参加するなどの社会性もあるという大人へと成長するであろうと推測するのである。(779字)

平成17年度

問題と解答

慶應義塾大学

時　間：５０分
字　数：６００字以内

問　題　　　　17 年度

小論文
解答は解答用紙の所定の欄に記入すること。

　諸君はこれから、さまざまな人々に出会うであろうが、弱さを持つヒトとはどのようなヒトであるか、あなたの考えを述べよ。そして、そのようなヒトにあなたが出会った場合、どのように関わっていくか、考えを述べよ。

慶応義塾大学 解答 17年度

出題者のネライ

テーマの設定力、そして自分の考えを論理的に述べる能力を見る。

書き方のポイント

「弱さ」とは、必ずしも肉体的な弱さを意味しない。精神的な弱さも肉体的な弱さも含んだものと考えて良い。また「ヒト」とカタカナで書かれているのは、特定の人間を想定しないからである。つまり、「身近にこんな人がいて‥‥」というのは、あり得ないのである。したがって、非常に抽象的な「ヒト」について述べなければならない。抽象的な言葉を具体化するという小論文のパターンの好例である。非常に抽象的なヒトについて、強い例を考える場合、個々の人間を比較することでは結論は導けない。その基準はより大きな外に求めなければならない。ここでは誕生や死、そして人生を生きることといった基準を求めてヒトについて判断している。模範解答例では最後に社会生活について言及しているが、それは、人をヒトまで抽象化すると、「ヒトという種」という観点が見えてくるからである。「ヒトという種」という観点からは、「人」という個人は見えてこない。「人」は生まれて、その生涯を生き、そしてその人生の最期を迎えなければならない。しかし「ヒトという種」は存続していくのであり、「ヒトという種」からみれば「人」はそれほど問題ではないことになる。つまり「ヒト」は弱いが「ヒトという種」は強いと言えるだろう。ところが受験生諸君が医師となって関わるのは、人生に苦悩しながら生きてその生涯を終える弱い「人」なのである。しかも、その最期の時に関わることが多いことを自覚しておくべきであろう。

模範解答例

私は、弱さを持つヒトとは特別な人ではなく、私を含め全てのヒトであると考えている。したがって、ヒトとは弱いものであるという認識を持って他者と関わりながら社会生活を営むことが必要であると思う。強い弱いという概念は相対的なものである。つまり、弱いヒトとは、強いヒトと比較して弱いのだと考えることが出来る。しかし、強いヒトを定義しなければならないが、はたしてそのようなヒトを定義づけることは可能であろうか。初めに肉体的な面から考察を加えてみよう。我々ヒトは、誕生の瞬間からすでに死を運命づけられている。次に精神的な面から考察を加えてみよう。我々ヒトは、誕生の瞬間に自分の存在の意味を知ることはない。また、ヒトはその生涯において一つの苦悩もなく人生を全うすることは可能であろうか。その答えもまた否と考えて良いと思う。これらの運命の前には強いヒトは一人も存在しない。このように考えると、私は全てのヒトは弱いものであるという結論を導き出すことになる。では、我々弱いヒトはどのように関わり合えばよいのだろうか。私には、私を含め全てのヒト弱いものであるという認識を持って他者と関わることが必要であると考えられる。なぜなら、ヒトは弱いものであるという認識から、他者の生命や生き方を尊重する考えが生まれ、そのことがヒトを強く結びつけて、弱いヒトが生きていくことが出来る人間社会が生まれるのだと私には考えられるからである。

(598字)

私立大学　医学部小論文入試問題模範文例集

平成30年7月26日　初版第1刷発行

編　集　みすず学苑中央教育研究所
発行所　株式会社ミスズ　　　　　　　　　　　定価　本体3,800円＋税
　　　　〒167-0053
　　　　東京都杉並区西荻南2丁目17番8号
　　　　　　ミスズビル1階
　　　　電　話　03（5941）2924（代）
印刷所　タカセ株式会社

本書の一部又は全部の複製、転写、コピーは著作権に触れるので禁止する。

- 本シリーズ掲載の入試問題について、万一、掲載許可手続きに遺漏や不備があると思われるものがありましたら、当社までお知らせ下さい。
- 乱丁・落丁等につきましてはお取り替えいたします。
- 本書の内容についてのお問合せは、具体的な質問内容を明記のうえ、ハガキ・封書を当社宛にお送りいただくか、もしくは下記のメールアドレスまでお問合せ願います。
  〈 お問合せ用メールアドレス：info-mgckk@misuzu-gakuen.jp 〉